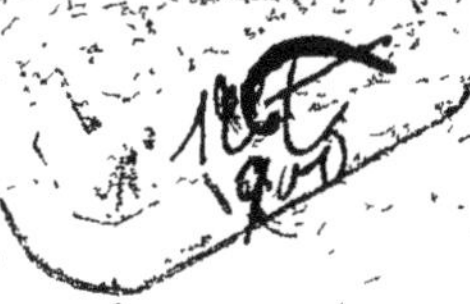

DE
L'HYPERTROPHIE DU THYMUS

DANS

LA LYMPHADÉNIE LEUCÉMIQUE

CHEZ L'ENFANT

PAR

Mlle L. SÉRARD

DOCTEUR EN MÉDECINE
ANCIEN EXTERNE DES HOPITAUX DE PARIS

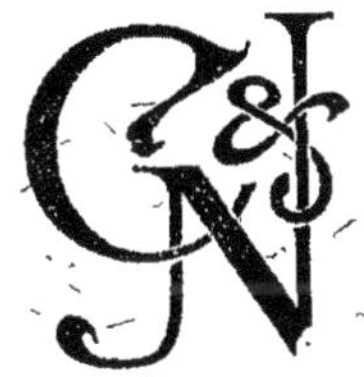

PARIS
GEORGES CARRÉ et C. NAUD, ÉDITEURS
3, RUE RACINE, 3
—
1900

DE

L'HYPERTROPHIE DU THYMUS

DANS

LA LYMPHADÉNIE LEUCÉMIQUE

CHEZ L'ENFANT

DE

L'HYPERTROPHIE DU THYMUS

DANS

LA LYMPHADÉNIE LEUCÉMIQUE

CHEZ L'ENFANT

PAR

Mlle L. SÉRARD

DOCTEUR EN MÉDECINE
ANCIEN EXTERNE DES HOPITAUX DE PARIS

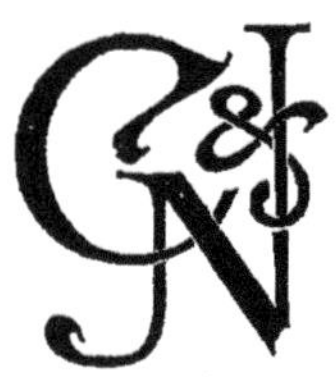

PARIS

GEORGES CARRÉ ET C. NAUD, ÉDITEURS

3, RUE RACINE, 3

—

1900

AVANT-PROPOS

La pensée de faire notre thèse sur « l'hypertrophie
du thymus dans la lymphadénie leucémique chez l'enfant » nous a été inspirée par deux de nos excellents
maîtres : M. le Dr LABADIE-LAGRAVE et M. le Dr MOIZARD,
dont nous avons été l'élève (1re et 3e année d'externat).

Nous nous bornons à l'étude de la lymphadénie leucémique particulièrement chez l'enfant, n'apportant pas
de nouveaux documents sur cette question, mais ajou-
tant deux observations inédites un peu particulières
prises, l'une à l'hôpital de la Charité, l'autre à l'hôpital
des Enfants-Malades, et toutes deux intéressantes parce
qu'elles présentent, outre la présence d'un organe embryonnaire le thymus, chez des sujets de 5 et 16 ans, mais
l'hypertrophie, l'altération de celui-ci dans une même
affection.

Avec les quelques connaissances que nous possé-
dons sur la physiologie des organes hématopoïétiques
et les sécrétions internes, nous avons cru avoir le droit
de nous poser cette question : S'il ne fallait voir dans le
thymus qu'un simple organe adénoïde, dont il présente

la structure, mais s'il ne lui appartiendrait pas une autre fonction dans l'économie et si dans ces deux observations, son altération, soit en supprimant ou modifiant cette fonction, puisse modifier le tableau clinique de la leucocythémie ?

Mais avant d'aborder ce travail nous adressons à tous nos maîtres dans les hôpitaux l'expression de notre reconnaissance ; qu'il nous soit permis de remercier immédiatement, du fond du cœur, les deux maîtres qui ont guidé nos premiers pas, et à qui nous devons l'énergie, la volonté d'avoir abordé une étude aussi complexe que celle de la médecine :

A Mme HENRY, ex-sage-femme en chef de la Maternité, dont nous avons été l'une des aides, 1892-1895, nous devons nos premières notions obstétricales, et appris près d'elle quelle part de dévouement, d'abnégation et de bonté sans limites, exigeait la carrière médicale.

De son nom, nous ne pouvons séparer celui de M. le Dr LABADIE-LAGRAVE, dont nous avons été l'élève, puis l'externe, 1892-1897. — Ces deux noms nous sont d'autant plus chers, qu'ils n'évoquent pas seulement en notre cœur les maîtres excellents et dévoués, mais j'oserais dire presque ceux d'amis, dont l'amitié nous était acquise, et près desquels nous savions trouver le conseil, le courage, et l'appui moral. Nous ne saurions trop les remercier tous deux des témoignages d'estime et d'affection qu'ils nous ont manifestés en maintes occasions, et nous les prions d'agréer l'expression de notre profonde ét affectueuse reconnaissance.

De 1898 à 1899, nous avons eu l'avantage d'être l'ex-

terne de M. le Pr TILLAUX, chirurgien de l'hôpital de la
Charité ; par ses leçons magistrales et son expérience,
il a su développer nos connaissances chirurgicales et
nous faire connaître la technique des opérations avec les
méthodes aseptiques et antiseptiques ; malheureusement
des circonstances douloureuses nous ont privé de son
enseignement quelques mois pendant lesquels notre
vénéré maître a su nous donner une preuve de sa bonté
dont nous lui conservons une vive gratitude.

Qu'il nous soit permis de le remercier de l'honneur
qu'il nous fait en présidant cette thèse et de la bienveillance qu'il n'a jamais cessé de nous témoigner.

Nous remercions bien vivement M. le Dr MOIZARD de
nous avoir autorisé à publier une des observations de
cette thèse et de nous avoir conseillé de la faire sur ce
sujet. Nous avons été externe dans son service 1899-
1900, et nous avons su estimer son enseignement si
pratique et si éclairé. Il nous a traité avec une affabilité
exquise qui fait de chacun de ses élèves presque un ami
respectueux et dévoué.

Nous avons eu le bonheur de connaître à l'hôpital de la
Charité M. le Dr ARROU, que nous sommes heureuse de
remercier pour son inépuisable bonté, et son enseignement si précis auquel nous nous adressions sans réserve.

Avant de terminer, je tiens à adresser à mes maîtres
aux travaux pratiques, anatomie, histologie, médecine
opératoire, un souvenir reconnaissant. Plus que nos collègues, nous avions besoin, du fait de notre faiblesse et
de l'éducation féminine, de plus d'aide et de protection
pendant toutes nos études ; nous n'avons trouvé de la

part de tous que bienveillance et sympathie, et de la
part de nos collègues qu'excellente camaraderie et soli-
darité ; nous ne pouvons qu'emporter un doux et agréable
souvenir de ces huit années d'études !

CHAPITRE PREMIER

HISTORIQUE

C'est à Virchow que revient le mérite d'avoir établi l'existence de la leucémie et montré ses rapports avec l'adénie.

Hodgkin, en 1832, avait signalé l'hypertrophie ganglionnaire généralisée idiopathique coïncidant avec la tuméfaction de la rate dans laquelle il avait décrit la formation de noyaux ganglionnaires. On ne fit tout d'abord que peu attention à cette nouvelle entité, et la description d'Hodgkin resta méconnue jusqu'au moment où simultanément J. Bennett et Virchow publièrent, le premier, « deux cas de maladie et d'hypertrophie de la rate où la mort était survenue par suite de matière purulente dans le sang » et le second une observation de « Weines Blut », dénomination qu'il remplaça bientôt par celle de leucémie.

Avant Virchow, quelques auteurs avaient noté certains caractères de la nouvelle maladie. C'est ainsi que Donné, en 1844, décrivit les lésions hématiques, hyperleucocytose qu'il rapportait à un arrêt d'évolution des globules rouges chez des sujets affaiblis ou épuisés. Donné, toutefois, ne vit pas le rapport existant entre cet état et la lésion splénique. Vers la même époque, Barth et Donné observèrent un second cas de leucocythémie et notèrent alors la mégalosplénie. Le rapport entre les deux faits ne leur échappa pas. Cependant, ils négligèrent de publier l'observation et c'est ainsi, dit Isambert, « que les deux médecins français laissèrent échapper une découverte qu'ils tenaient entre leurs mains. »

Existe-t-il avant ces premières observations, qui créèrent la maladie, d'autres faits analogues ? La question a préoccupé certains auteurs qui ont recherché ainsi un nombre assez grand de faits plus ou moins disparates. Avec M. Vidal, on peut diviser les faits anciens en deux catégories :

1° Cas de splénomégalie sans fièvres intermittentes antérieures, compliqués d'hémorragie, diarrhée, cachexie et déterminant la mort (cas d'Hodgkin et avant lui cas d'Hippocrate, Celse, Galien, Bartholin, de Blancard, de Schenke, de Morgagni, etc.) ;

2° Cas où il a été mentionné une altération particulière du sang plus ou moins analogue à la leucémie avec ou sans hypertrophie ganglionnaire (cas de Bichat, Velpeau, Duplay, Audral, Legroux, etc.).

En réalité, toutes ces observations éparses n'ont pas créé la maladie, et c'est bien à Virchow que revient le mérite d'avoir, le premier, nettement établi les rapports entre la leucémie, l'adénie et la splénomégalie.

La date de 1845 ouvre donc l'histoire de la leucocythémie.

Dès le début, une querelle de priorité s'engagea en termes assez vifs entre Virchow et Bennett. Il suffit de se reporter aux textes originaux des deux auteurs pour se convaincre que le bon droit est du côté de Virchow, bien que le cas de Bennett ait été publié six semaines avant.

De 1847 à 1856, Virchow et Bennett publièrent une série de travaux pour compléter leurs premières observations.

En 1849, J. Vogel rapporte la première observation où le diagnostic ait été fait pendant la vie, par l'examen du sang.

Mais en même temps la maladie est signalée chez les enfants, et Friedrich, en 1856, publie le premier travail d'ensemble sur ce côté particulier de la maladie. Plus tard Golitzinsky étudie la leucémie des nourrissons. Trousseau l'observe chez un bébé de 15 mois et, depuis cette époque jusqu'à nos jours, les observations se sont multipliées à un tel point qu'il serait fastidieux de les citer toutes.

Entre temps la question de la leucocythémie avait souvent été discutée et envisagée de façon très variable.

A côté des cas où il fut noté que la maladie avait débuté ou du moins déterminé l'hyperplasie d'organes lymphoïdes non encore mentionnés dans les premières observations (leucémies intestinale, testiculaire, médullaire, cutanée, etc.), un nouveau type morbide parut créé sur les mémoires de Bonfils et Trousseau. — Ces deux auteurs les premiers décrivirent des lésions généralisées du tissu adénoïde sans leucémie, et Trousseau donna à ce nouveau type clinique le nom d'adénie. — Chez l'enfant, Descroizilles, Roux et Lannois, Wunderlich, Lamol, Eberth, Hénoch publièrent différents cas.

Les travaux d'ensemble ne sont pas nombreux, malgré le grand nombre d'observations.

Il faut citer cependant l'excellente mise au point d'Isambert dans le Dictionnaire Dechambre, le travail de M. Labadie-Lagrave, dans le Dictionnaire Jaccoud ; M. Labadie-Lagrave, le premier, fait l'hypothèse de l'origine infectieuse de la maladie.

Rappelons aussi les articles de M. Jaccoud sur la diathèse lymphogène, le mémoire d'Escherich, les articles de Gilbert, Parmentier, Audeoud dans les traités de médecine de ces dernières années et enfin les recherches de MM. Hayem, Ehrlich, sur le sang.

Enfin dans ces dernières années V. Jacksh, puis Bajensky et Luzet étudièrent plus particulièrement sous le nom d'anémie infantile pseudo-leucémique un syndrome intermédiaire entre l'anémie simple avec mégalosplénie et la leucémie.

Il ne nous appartient pas de trancher ici la question des rapports existant entre ces 3 types cliniques, très vraisemblablement d'origine commune — malgré leurs divergences.

Nous aurons en vue ici tout spécialement la lymphadénie leucémique chez l'enfant, telle que nous avons pu l'observer dans deux cas.

Les deux cas que nous rapportons se distinguent l'un de l'autre par la présence d'une hypertrophie marquée du thymus.

Quel est le rapport entre ces deux faits, leucémie

d'une part et hypertrophie du thymus ? C'est un des côtés de la question que nous voulons plus particulièrement envisager et sur lequel nous reviendrons ultérieurement.

CHAPITRE II

ANATOMIE PATHOLOGIQUE

Les lésions anatomiques de la lymphadénie sont de deux ordres.

Les unes portent sur les organes lymphoïdes, sur le tissu adénoïde. Ce sont, nous semble-t-il, les lésions primitives, essentielles, l'élément leucémique pouvant ne pas exister.

Les autres sont des modifications du sang, nous les envisagerons successivement.

1° LÉSIONS DU TISSU LYMPHOÏDE

L'élément anatomo-pathologique capital de la maladie est l'hyperplasie du tissu adénoïde de His, dont le type nous est fourni par le ganglion lymphatique lui-même.

Le parenchyme ganglionnaire est en effet constitué par du tissu réticulé dont les mailles logent un grand nombre de cellules lymphatiques.

Quoi qu'il en soit de l'origine de ce tissu réticulé sur lequel les hutologistes discutent encore, on sait à quel point il est répandu dans tout l'organisme ; l'on entrevoit aussi davantage, de jour en jour, sa double fonction de défense dans l'organisme, et son rôle hématopoiétique.

L'hyperplasie du tissu adénoïde au cours de la leucémie est typique ou atypique suivant que les caractères primitifs sont plus ou moins conservés.

Aux productions atypiques est réservé le nom de lymphadénome, ou de lymphome.

Parmi les organes les plus facilement atteints, la rate vient en première ligne.

Les lésions de la *rate* sont d'une fréquence capitale ainsi que le montrent toutes les statistiques. Bennett donne une proportion de 19 fois sur 20 et Vital de 25 sur 32 cas. Sur un total de 73 observations, Isambert note 61 fois l'existence de lésions spléniques et M. Labadie-Lagrave donne une proportion de 6 fois sur 7.

L'hypertrophie totale de la rate, tel est le fait capital. La rate est notablement augmentée de volume et de poids, et cette hypertrophie est générale ; elle porte sur tous ses diamètres.

La rate peut peser jusqu'à 4 kilogrammes, comme dans un cas de Becquerel. La capsule est épaissie, opaque, blanchâtre ; on trouve des traces évidentes de périsplénite.

A la coupe la rate est d'un rouge violacé, de consistance ferme et dense ; les trabécules conjonctifs sont hypertrophiées ; fréquemment on constate la présence d'infarctus blancs ou rouges plus ou moins étendus. Au microscope les lésions spléniques se présentent sous deux formes : typique ou atypique.

Dans le premier cas les corpuscules de Malpighi sont

considérablement hypertrophiés au point d'atteindre le volume d'une noisette ou d'une noix.

Métatypique, la lésion porte surtout sur le tissu fibreux ; il y a de la sclérose vasculaire et consécutivement de l'atrophie glomérulaire : « En résumé, dit Labadie-Lagrave, la rate offre dans les débuts les caractères d'une hypertrophie vraie, plus tard se joignent à cette hypertrophie des lésions dégénératives et l'hyperplasie conjonctive. »

Le *foie* après la rate présente des lésions presque constantes. Bennett note son hypertrophie 12 fois sur 20. Ehrlich 54 fois sur 92. Mursiek 10 fois sur 16. Isambert 32 fois sur 42. M. Labadie-Lagrave signale la périthépatite et décrit ainsi les lésions du foie :

« Le foie est rouge, violacé ou grisâtre, sa couleur rappelle celle de la rate. A la coupe, la consistance est augmentée sans être modifiée au point d'être dure. D'autres fois il est ramolli et se laisse facilement réduire en une pulpe analogue à la boue splénique. L'organe est parsemé d'une foule de petits grains de grosseurs variables depuis celle d'un grain de mil à celle d'un pois. Ces productions, facilement énucléables, sont constituées d'une façon analogue aux follicules de la rate, et renferment une grande quantité de cellules lymphatiques. L'infiltration lymphoïde qui atteint le foie est diffuse ou en foyers. L'infiltration se fait surtout le long des travées du tissu conjonctif, ce qui donne au tissu hépatique l'aspect qu'il a dans les cirrhoses récentes. »

Le trait dominant de ces lésions hépatiques, c'est l'absence de toute réaction inflammatoire.

Les *ganglions lymphatiques* sont également hypertrophiés. Cette hypertrophie donne à la maladie un de ses caractères cliniques les plus saillants, au point qu'on a pu isoler cette lésion, et créer une nouvelle entité morbide sous le nom d'*adénie*.

L'*adénie* se trouve relatée dans un très grand nombre d'observations. Les ganglions qu'on trouve le plus souvent hypertrophiés sont les ganglions mésentériques, bronchiques, cervicaux, inguinaux et axillaires.

Indépendamment de l'hypertrophie, le ganglion malade présente une consistance mollasse, quasi-fluctuante. Il est blanchâtre, jaunâtre. A la coupe, un suc laiteux s'en échappe. Comme pour la rate l'hypertrophie est typique ou atypique. Typique elle entraîne l'exubérance de la substance corticale aux dépens de la substance médullaire, sans modification de la capsule et de ses prolongements. Métatypique, outre l'épaississement du réticulum avec ou sans augmentation des dimensions des cellules lymphatiques, elle occasionne l'épaississement des prolongements capsulaires et de la capsule elle-même. Comme pour le foie, comme pour la rate, on trouve de la périadénite qui entraîne l'agglomération des ganglions.

Benda a signalé des modifications intéressantes du ganglion. Pour cet auteur (soc. méd. int. Berlin, 10 juin 1895) au lieu de la disposition normale, au lieu de voir les tissus entourés d'une première zone, formée de petits lymphocytes, d'une seconde zone formée de cellules plus volumineuses à grands corpuscules et à figures karyokinétiques, on constate un bouleversement général. Toutes les

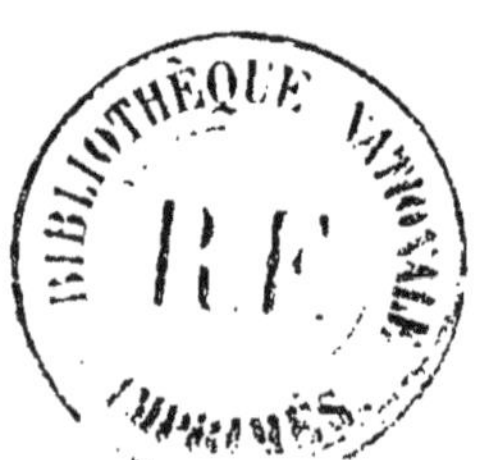

formes cellulaires sont mélangées les unes aux autres et il est possible pour Benda que les cellules lymphatiques et les cellules du centre germinateur de Flemming pénètrent dans la circulation à la faveur d'une communication avec le vaisseau lymphatique efférent.

Il ne nous reste plus qu'à mentionner les lésions d'un certain nombre d'organes possédant normalement du tissu lymphoïde et sur lesquels la maladie fait apparaître des lésions lymphoïdes.

Dans les reins, l'estomac, l'intestin, les amygdales, les poumons, on peut noter des productions analogues aux lymphomes spléniques.

Mais ce n'est pas seulement ces organes qui sont atteints, car sous la forme diffuse ou nodulaire on peut voir apparaître le lymphadénome dans le testicule et l'épididyme, dans les ovaires, dans les capsules surrénales, le pancréas, le corps thyroïde, les glandes lacrymales, les muqueuses, les méninges, le cerveau, les os, dans la peau enfin où la maladie donne naissance à un type si particulier, connu sous le nom de mycosis fongoïde, et enfin dans le thymus.

Cette hypertrophie du thymus est fréquente. Plus fréquente qu'on ne l'admet généralement. Elle nous apparaît presque comme un élément essentiel de la maladie, et non comme un simple fait accessoire. L'hypertrophie du thymus est typique ou atypique ; fréquemment, en dehors des lésions hyperplasiques, on note l'existence de congestions et de foyers hémorragiques intraparenchymateux.

Ces hémorragies s'expliquent par l'état des vaisseaux

dilatés, où se constitue un véritable embarras de la circulation ; elles ont donc avant tout une origine mécanique, mais elles sont en outre vraisemblablement facilitées par l'altération des parois vasculaires, qui participent à la déchéance générale de l'organisme.

DES LÉSIONS DU SANG

Il est nécessaire avant d'étudier les lésions du sang dans la leucémie, de résumer l'état actuel de nos connaissances sur les leucocytes normaux.

Après les premiers travaux de Virchow (1845) qui appela l'attention sur les globules blancs du sang, et la découverte des mouvements amiboïdes de ces cellules par Warthon et Janet (1846), Max Schütze signala dans le sang frais de l'homme, les divers aspects morphologiques des leucocytes.

Il vit que leurs dimensions étaient différentes, que les unes possédaient un seul noyau, que d'autres en contenaient plusieurs ; Ranvier en 1875, étudiant les globules vivants dans la lymphe de l'axoloth, y découvrit la présence de glycogène qu'il décelait par la réaction de l'iode.

L'étude morphologique de ces cellules fut poursuivie par de nombreux auteurs, mais il faut arriver à Ehrlich, pour en avoir une connaissance précise.

Grâce à ses travaux, et à ses procédés de fixation et de coloration une classification fut possible.

Jolly adopte la classification d'Ehrlich et de Max

Schültze, il y poursuit l'étude des leucocytes et fixe quel
ques points particuliers de leur morphologie.

Parallèlement à ces travaux anatomiques des recherches physiologiques et pathologiques élucidaient les diverses fonctions et lésions de ces cellules.

Voici les différentes variétés de globules blancs ad-
mises par Ehrlich et ses élèves :

Des lymphocytes ;

Des leucocytes mononucléaires ;

Des leucocytes polynucléaires ;

Des éosinophiles.

a. **Lymphocytes.** — Ce sont des cellules arrondies, de
la taille d'un globule rouge, ou plus volumineuses à
peine.

La presque totalité de la cellule est occupée par un
noyau volumineux également arrondi et légèrement
excentrique.

Ce noyau se colore d'une façon intense par l'hématéine ou les couleurs basiques d'aniline. Il paraît opaque
à un grossissement moyen, mais on peut y distinguer
cependant des masses de chromatine irrégulièrement
réparties.

Le protoplasma très peu abondant est homogène et se
teint faiblement par les couleurs d'aniline acides.

b. **Leucocytes mononucléaires.** — Ce sont de grosses
cellules de 15 à 20 μ de diamètre, à noyau vésiculeux
généralement périphérique, souvent ovalaire ; il semble
dénué de filaments chromatiques solides, n'occupant
qu'une partie (un tiers ou une moitié) du volume cellulaire.

Le protoplasma se colore facilement par les couleurs acides ou basiques.

Entre ces deux types, lymphocytes et leucocytes mononucléaires, on peut constater des formes intermédiaires, ou toutes les transitions possibles d'un type à l'autre, difficiles à classer soit dans les lymphocytes, soit dans les mononucléaires. Certains auteurs les classent sous le nom de petits leucocytes mononucléaires, ne différant des lymphocytes que par l'existence d'une couche plus abondante de protoplasma.

Un certain nombre de mononucléaires possède un noyau échancré ou réniforme, tout en conservant ses caractères de coloration. Il ne faut pas hésiter à les séparer des polynucléaires, pour les ranger dans la classe précédente.

c. Leucocytes polynucléaires. — Ce sont des cellules de 10 à 20 μ. environ possédant un noyau polylobé, qui se présente sous des apparences très diverses et figure soit un S, soit un H, un Y, un E, un Z, etc., mais en général le noyau étant unique, la dénomination de polynucléaire est mauvaise, quoique conservé par l'usage.

Ce noyau fixe énergiquement les couleurs basiques ; les masses chromatiques sont réunies par des filaments grêles, également bien colorables. Le protoplasma des polynucléaires est très différencié ; on ne peut le teindre par les colorants basiques, même ceux qui, comme la thionine, ne sont pas franchement basophiles ; il se colore mal également par les solutions acides, sauf l'éosine qui le teint en rose.

Ces leucocytes polynucléaires renferment dans leur

protoplasma des granulations neutrophiles, granulations d'Ehrlich, que décèle le mélange tri-acide.

d. **Des éosinophiles.** — Ce sont des cellules arrondies, plus volumineuses que les polynucléaires, dont elles diffèrent profondément.

Leur noyau est généralement formé de deux ou trois masses arrondies par lesquelles il ne rappelle qu'au premier abord celui des polynucléaires.

En effet ces masses sont vésiculeuses, remplies de chromatine liquide, peu colorables. Ces masses sont réunies entre elles par un filament chromatique très grêle.

Le protoplasma de ces cellules renferme de grosses granulations arrondies de volume très uniforme, régulièrement rangées les unes près des autres ; ces granulations fixent avec énergie les couleurs acides d'aniline, telles que l'éosine ou l'orange. Ces granulations semblent limiter la périphérie de la cellule.

On a encore signalé dans le sang normal, une dernière variété de leucocytes, les mastzellen ; mais elles y seraient d'une extrême rareté et tous les auteurs n'admettent pas que leur existence dans le torrent circulatoire soit physiologique. Ce sont de grandes cellules mononucléaires dont le protoplasma reste incolore et clair par les couleurs acides, tandis qu'il se montre chargé d'un grand nombre de granulations acides de couleurs basiques et qui prennent des teintes variant du rouge au violet foncé sous l'influence de la thionine.

Telles sont les formes cellulaires qu'on rencontre

dans le sang de l'homme. Elles y existent dans des formes définies et constantes.

C'est ce que MM. Leredde et Lœper ont heureusement dénommé l'équilibre leucocytaire.

Chez l'homme sain on constate :

Polynucléaires.. 6o (Jolly) 66 (Leredde et Besançon)
Mononucléaires.)
Lymphocytes. .) 38 — 34 —
Eosinophiles. . 1 à 2 — 1 à 2 —

Chez le vieillard, d'après Jolly, la proportion des polynucléaires augmente légèrement; elle est plus faible chez le nouveau-né que chez l'adulte, et les mononucléaires y prédominent. Pendant la digestion les leucocytes augmentent de nombre et l'on peut constater une polynucléose marquée. Chez un adulte sain, les polynucléaires passaient à 5o pour. 100 et 8o pour 100, 2 heures après le repas (Leredde et Lœper).

Le surmenage produit également une polynucléose (Ehrlich et Lazams), la grossesse, la lactation (Tarnier, Chantreuil). Aussi ne doit-on jamais étudier l'équilibre leucocytaire sinon le matin à jeun, comme nous l'avons fait.

Toutes les fois qu'il y a en circulation plus de 70 pour 100, ou moins de 6o pour 100 de polynucléaires, plus de 4o pour 100 au moins et 3o pour 100 de mononucléaires ou lymphocytes, pas d'éosinophiles ou plus de 3 à 4 pour 100, il existe un état *pathologique* (Leredde et Besançon).

L'augmentation des polynucléaires appartient aux infections aiguës ; la mononucléose caractérise les infections chroniques (syphilis, leucémie).

Enfin l'éosinophilie se voit dans de nombreuses affections, la lèpre, la leucémie, la syphilis, l'asthme et certaines maladies cutanées, telles que la maladie de Duhring. Expérimentalement on a pu reproduire l'éosinophilie, au cours d'intoxication.

Origine des leucocytes. — On retrouve dans les organes hématopoiétiques les leucocytes que l'on trouve dans la circulation. Les lymphocytes se trouvent partout dans la moelle osseuse, la rate et les ganglions. Les mononucléaires, stade adulte de la forme précédente, se forment partout où les lymphocytes existent et peut-être même dans le sang. Le polynucléaire se rencontre dans les vaisseaux et la moelle osseuse où il est vraisemblable qu'il prend naissance. Chez l'homme on n'observe pas de transition entre lui et le globule blanc. Ce n'est pas une cellule lymphatique. L'éosinophile n'est abondant en dehors du sang que dans la moelle osseuse, et l'on doit admettre avec Ehrlich qu'il y est formé. On ne le trouve normalement qu'en très petite quantité dans la rate et les ganglions (Labbé).

Nous pouvons maintenant aborder l'étude des modifications histologiques qu'impriment la maladie aux éléments figurés du sang.

Déjà les caractères physiques du sang trahissent l'existence de la maladie, et les modifications apparentes à l'œil nu sont d'autant plus marquées que la lésion est plus avancée.

Le sang a perdu sa consistance normale, il est d'un rouge vineux, violet couleur lie de vin; parfois on observe une teinte brunâtre, ou chocolatée. La densité varie entre 1 036 et 1 050 (cas de Bennett). Le sang est visqueux, il poisse les mains et cette sensation se retrouve sur les viscères. La coagulabilité du sang est très modifiée. Parfois normale, elle est le plus souvent diminuée ou peut même faire complètement défaut. Sur le cadavre, on trouve dans les cavités du cœur, dans les gros vaisseaux, le sang en masses diffluentes analogues à celles que l'on peut retirer pendant la vie.

Très souvent on observe des concrétions blanchâtres qui donnent au sang un aspect puriforme. C'est le caractère qui frappa surtout les premiers observateurs, ainsi que le montre l'intitulé de la première observation de Bennett.

Histologiquement, la leucocythémie a pour caractère essentiel l'augmentation du nombre des leucocytes dans le sang, et, en second lieu, l'altération de ces globules eux-mêmes.

Le nombres des leucocytes qui normalement, d'après Malassez, est de 8 000 en moyenne par millimètre cube, peut être porté à 50 000 et au delà par millimètre cube. Le nombre des hématies diminue alors parallèlement si bien que les rapports de 1 globule blanc pour 300 ou 350 globules rouges, peut devenir 1 : 1, ou même plus.

L'augmentation de globules blancs peut porter non pas sur toutes les variétés mais sur quelques-unes d'entre elles, et cela dans une inégale proportion.

D'après Parmentier, elle porte tantôt sur les petits leucocytes mononucléaires (lymphocytes) et sur les grands mononucléaires, tantôt sur les leucocytes à grains éosinophiles, et sur les formes cellulaires qu'on ne rencontre pas habituellement ou peu dans le sang normal.

Il existe donc dans la leucémie ainsi que l'a démontré Grawitz des formes atypiques de globules blancs.

Dans la leucémie ganglionnaire (lymphatique) spécialement on observe des globules blancs de grosseur variable en tout semblables à de gros lymphocytes, c'est-à-dire à gros noyau rond, pauvre en chromatine, à mince couronne protoplasmique dépourvue de granulations et de toute affinité pour les couleurs acides ou neutres. Les éléments se rencontrent avec une telle fréquence dans la leucémie aiguë que Frankel a voulu leur donner une importance diagnostique. Dans d'autres cas on trouve des leucocytes hypertrophiés gigantesques, des mononucléaires à protoplasma clair, à peine granuleux, à fines granulations neutrophiles ; Mösler, Muller les ont identifiés avec les cellules médullaires de Cornil, les myélocytes d'Ehrlich. Certains éléments sont chargés de granulations graisseuses.

Mösler avait décrit des grandes cellules à grosses granulations qu'il regardait comme caractéristiques de la leucémie myélogène. Ces cellules pour Parmentier correspondraient aux cellules mononucléaires éosinophiles d'Ehrlich.

Neumann et Löwet ont insisté sur l'inertie des leucocytes du sang leucémique. Ce caractère d'après Gilbert appartiendrait surtout aux grands leucocytes gigantesques.

Pour Gilbert on trouve encore dans le sang leucémique des leucocytes infiltrés d'hémoglobine, des leucocytes chargés de granulations graisseuses.

Enfin pour Parmentier un petit nombre de globules blancs présentent des noyaux en voie de division.

MM. Hayem et Giraudeau ont observé dans le sang leucémique des petits corpuscules réfringents qui ressemblent à ceux qui existent à l'état normal dans le foie, la rate, la moelle osseuse. Ils ont été sans doute entraînés dans la circulation, dit Parmentier, en même temps que les globules rouges à noyau.

Dans le suc splénique obtenu par ponction, Westphal a noté l'existence des cristaux de Charcot-Leyden, analogues aux aiguilles de tyrosine. Grawitz a fait la même constatation dans les exsudats hémorragiques de la plèvre.

Il est un autre caractère d'altération des leucocytes que l'on trouve dans certaines affections, ce qui n'existerait pas dans la leucémie, c'est la présence du glycogène. D'après Salmon, l'existence de glycogène dans les leucocytes du sang équivaut à affirmer l'existence d'un foyer leucocytaire inflammatoire. L'absence de glycogène serait donc pour cet auteur une preuve de la nature non infectieuse de la leucémie.

Les hématies ne sont en général pas modifiées. Elles sont simplement diminuées de nombre. De 4 500 000, elles peuvent descendre à 500 000 par millimètre cube. D'après la prédominance de tels ou tels types de leucocytes on a essayé d'établir des variétés hématologiques de la leucémie.

Ehrlich distingue ainsi deux formes de leucémie :

1° Par prolifération du tissu lymphoïde (f. lymphatique);

2° Par prolifération du tissu myéloïde (f. myélogène).

Ces études sont encore trop récentes pour qu'il soit

possible d'en tirer des conclusions sur la nature intime de la leucémie et sur les rapports unissant ces deux variétés entre lesquelles d'ailleurs il existe de nombreuses transitions et qui ne sont que très rarement nettement tranchées.

CHAPITRE III

ÉTUDE CLINIQUE

La lymphadénie leucémique est le type le plus complet de la maladie qui nous occupe.

Ainsi constitué, le tableau clinique est assez nettement caractérisé pour qu'il soit relativement facile d'en faire le diagnostic.

Le début est lent et insidieux. Chez un sujet jusqu'ici bien portant ou à antécédents pathologiques variables, on voit survenir un affaiblissement particulier de plus en plus marqué, dont le malade ne peut lui-même préciser le point de départ. Les forces diminuent, une asthénie musculaire et nerveuse apparaît; parfois, on observe des douleurs plus ou moins vives, les douleurs ont pour cause vraisemblablement les compressions mécaniques occasionnées par les hypertrophies d'organes multiples. Elles siègent dans l'abdomen, le long des membres, à la face. Souvent on observe de la céphalalgie, des douleurs névralgiques sus-orbitaires, des bourdonnements d'oreille, des éblouissements.

« Dès le début, dit M. Labadie-Lagrave, les malades peuvent être essoufflés pendant la marche ou après un repas un peu copieux; ailleurs, il peut y avoir des accès de suffocation accompagnés d'une angoisse extrême.

Dans ce dernier cas, ces douleurs révèlent le travail de compression opéré par les ganglions intrathoraciques. D'ailleurs la dyspnée peut dépendre d'un épanchement pleural, d'une congestion, d'un œdème pulmonaire. Parfois il existe une toux sèche, plus rarement cette toux s'accompagne d'une expectoration muqueuse et peu abondante. »

A ce moment le diagnostic de la maladie est très difficile et ce n'est que par l'apparition progressive des hypertrophies viscérales que la maladie va prendre un caractère plus net.

L'hypertrophie de la rate est ordinairement constatée la première. Dans la majorité des cas la rate présente une hypertrophie considérable qui se traduit pour le malade par une pesanteur dans l'hypocondre droit, par une gêne considérable. Surtout après les repas, par de la dyspnée, par la nécessité d'élargir les vêtements et pour le médecin par tout un ensemble de signes physiques que fournissent l'inspection, la palpation et la percussion.

En même temps que la rate, le foie s'hypertrophie. L'hypertrophie du foie est moins constante et plus tardive que celle de la rate. L'inspection fait reconnaître l'élargissement de l'hypocondre droit et la palpation délimite très bas le bord inférieur de l'organe.

Du côté des ganglions, on constate de nombreuses hypertrophies. Celles des ganglions périphériques se manifestent très visiblement à l'inspection et attirent aussitôt l'attention ; celles des ganglions produits ne se traduit que par les signes fonctionnels d'origine mécanique par compression. Généralement indolores, toutes ces hypertrophies du foie, de la rate et des ganglions peuvent être soumises à des exacerbations douloureuses, sorte de poussées aiguës.

A côté des hypertrophies, les œdèmes et les hydropisies, leur apparition s'explique aisément dans une affection semblable, où l'on constate de telles altérations du sang et où d'autre part les causes d'obstacles à la circulation veineuse sont multipliées.

Tantôt généralisées, tantôt partielles, on observe soit l'hydropisie des membres et de l'abdomen, soit simplement de l'ascite ou tout autre épanchement dans une cavité séreuse.

Ces diverses hydropisies se manifestent à des époques assez variables ; on a parfois noté l'ascite comme début de la maladie. En général les hydropisies surviennent à une période avancée de la maladie. Elles peuvent apparaître et disparaître plusieurs fois jusqu'à ce qu'elles deviennent définitives.

Du côté de l'appareil urinaire, on observe assez fréquemment l'albuminurie, parfois des hématuries.

Les troubles digestifs sont d'abord peu marqués. Mais presque régulièrement au bout d'un certain temps on observe des nausées et des vomissements.

La soif est mentionnée par tous les auteurs ; elle est généralement très marquée surtout vers les derniers temps. La diarrhée est fréquente ; souvent avec des alternatives de constipation.

A une période avancée on voit survenir des symptômes plus accusés de cachexie.

Les hémorragies sont d'une extrême fréquence : hémorragies nasales, hémorragies gingivales, hémorragies intestinales, hématuries. Certains troubles des organes des sens ne reconnaissent pas d'autres causes, tels sont les bourdonnements d'oreille, l'affaiblissement de l'ouïe qui tient à une hémorragie de l'oreille interne, les troubles de la vue imputables à la rétinite hémorragique.

Du côté de la peau on observe des lésions diverses : prurigo, eczéma, et enfin dans certains cas une lésion particulière, connue sous le nom de mycosis fongoïde et que MM. Ranvier et Debove considèrent comme une variété de lymphadénome.

La fièvre ne survient en général qu'assez tardivement. Elle revêt le caractère de fièvre hectique, intermittente. Parfois, ce symptôme domine le tableau morbide ; la maladie prend une marche rapide, on a alors le type de la leucémie aiguë.

L'appareil sensoriel, nous l'avons déjà vu, peut être diversement atteint. Mais en général au milieu de tous ces troubles, l'intelligence est conservée jusque dans les derniers temps.

Tout cet ensemble clinique se trouve complété par la lésion du sang dont nous avons donné les caractères et sur laquelle nous n'avons pas à revenir.

Tel est assez rapidement exposé le tableau symptomatique que présente la lymphadénie leucémique. Mais les variétés en sont nombreuses et méritent d'être signalées séparément.

En premier lieu un grand caractère sépare entre elles

toutes ces formes : c'est la présence ou l'absence de la leucémie.

La lymphadénie aleucémique est généralisée ou partielle, elle porte sur tout l'appareil lymphoïde ou sur certaines parties seulement.

La lymphadénie ganglionnaire, l'adénie de Trousseau et de Bonfils est le type le plus complet. L'hypertrophie ganglionnaire peut se localiser à certains groupes ou à sa totalité. De là certains types cliniques : la lymphadénie cervicale axillaire inguinale, médiastinique, mésentérique à côté de l'adénie généralisée.

Après les ganglions, l'hypertrophie de certains organes peut constituer seule la maladie. Notre intention n'est pas de décrire chacune de ces formes. Nous nous contenterons de les mentionner :

L'hypertrophie de la rate se rencontre dans deux catégories de faits :

Tantôt elle constitue toute la maladie : c'est la splénomégalie primitive idiopathique de l'adulte.

Tantôt elle survient chez le nourisson, avec un ensemble de symptômes particuliers que M. Luzet a décrits sous le nom d'anémie pseudo-leucémique.

La lymphadénie portant sur l'appareil lymphoïde intestinal crée un type nouveau de la maladie, la lymphadénie intestinale.

A côté de ces différents types, il faut citer la lymphadénie amygdalienne, la lymphadénie testiculaire, la lymphadénie cutanée, la lymphadénie osseuse.

La lymphadénie se compliquant de leucémie existe sous trois formes :

la leucémie splénique,

—   ganglionnaire,

—   myélogène.

Telles sont très brièvement résumées les différentes formes cliniques de la lymphadénie. L'hypertrophie plus ou moins complète de tout ou partie de l'appareil lymphoïde avec ou sans leucémie, ainsi se résume la maladie.

Il est cependant une forme non mentionnée c'est la lymphadénie avec hypertrophie du thymus. La constatation d'une hypertrophie considérable du thymus dans nos deux cas personnels, le fait que cette même constatation a pu être observée par d'autres auteurs, et enfin la connaissance d'un certain nombre de cas où la mort est survenue chez des enfants ne présentant pas d'autres lésion que l'hypertrophie du thymus (cas de Marfan) ou présentant une légère hypertrophie de l'appareil lymphaique (cas d'Escherich) nous a donné à penser qu'il existait peut-être un rapport entre ces deux ordres de faits et que l'hypertrophie simple du thymus était peut-être à a leucémie ce que la splénomégalie primitive diopathique est à la splénomégalie leucémique.

CHAPITRE IV

DE L'HYPERTROPHIE DU THYMUS AU COURS DE LA LEUCÉMIE

Nous avons vu, au chapitre de l'anatomie, que l'hyperplasie lymphoïde peut porter sur le thymus. — Cette constatation pour rare qu'elle est, mérite de nous arrêter. Dans les deux cas que nous avons pu observer, il y avait également une hypertrophie considérable du thymus.

Faut-il voir dans cette hyperplasie une simple coïncidence ou mieux une simple généralisation de la maladie à un organe, normalement formé de tissu adénoïde? Doit-on rapprocher cette hyperplasie thymique leucémique de certains autres faits d'hypertrophie, restés jusqu'ici très obscurs malgré leur très grosse importance pathologique. La question mérite d'être étudiée et c'est ce que nous proposons dans ce qui suit. Mais, auparavant, nous croyons utile d'entrer dans quelques détails sur l'anatomie et la physiologie du thymus, car cette digression nous paraît avoir d'autant plus d'intérêt que le thymus est, à l'heure actuelle, un des organes les moins connus, les plus énigmatiques de l'économie.

Organe transitoire, ce qui le distingue des glandes

vasculaires sanguines, telles que la rate et le corps thyroïde auxquels on l'a comparé, le thymus apparaît vers le
troisième mois de la vie intra-utérine. Progressivement il
augmente de volume et atteint à la naissance son maxi-
mum de développement. Durant les premières années de
la vie, le thymus persiste; mais bientôt il s'atrophie,
s'infiltre de graisse et finit par disparaître. Chez l'adulte,
il n'en reste guère que des traces et chez le vieillard
l'atrophie devient complète. Il y aurait pour les uns dis-
parition totale, tandis que d'autres avec Sappey assurent
que même à l'âge le plus avancé il est possible d'en
retrouver des vestiges.

Le thymus chez l'enfant est situé dans le médiastin
antérieur, qu'il déborde légèrement par en haut, pour
atteindre la région cervicale inférieure. Le sternum
enlevé, on le découvre facilement et on le reconnaît
à son aspect spécial, assez semblable à un lobe pulmonaire, à sa couleur rose pâle, ou blanc jaunâtre, à sa
forme irrégulièrement triangulaire surtout développée
dans le sens vertical. En général le thymus se compose
de deux moitiés inégales, de deux lobes juxtaposés sur
la ligne médiane. Toutefois la séparation des lobes est
loin d'être toujours marquée et l'on observe assez souvent une fusion complète des éléments de la glande.

La consistance du thymus molle, presque fluctuante
chez le nouveau-né, donne un peu plus tard une sensation de mollesse, sans trace de fluctuation. La glande
s'affaisse en quelque sorte à la pression.

Rien n'est plus variable que le volume du thymus et
naturellement le poids diffère d'un sujet à l'autre dans

les mêmes proportions. Chez le nouveau-né à terme pour Hangstaedt le poids moyen du thymus est de 8 à 12 grammes. Friedleben donne une moyenne de 13 grammes, Ueckel de 8 grammes, alors que Sappey indique 3 grammes et Testut 5 grammes. Ces chiffres n'ont qu'une valeur très relative étant donnés les écarts considérables d'un sujet à l'autre, tant au moment de la naissance qu'à une époque plus avancée de la vie.

Il n'est pas sans intérêt de préciser les rapports du thymus. Certains faits de sa pathologie trouvent là leur explication. Dans sa portion cervicale, dont l'étendue est très variable, le thymus recouvert des muscles sterno-hyoïdiens et sterno-thyroïdiens entre en rapport intime avec le corps thyroïde. Ordinairement le thymus, divisé en deux lobes, envoie sur le thyroïde deux cornes de quelques millimètres de long, dont l'une, la gauche, l'emporte presque toujours sur la droite.

Indépendamment de ces rapports avec la thyroïde, le thymus cervical repose sur la trachée, qu'il peut comprimer dans certains cas d'hypertrophie. C'est par ce mécanisme que l'on a voulu expliquer l'asthme thymique et plus particulièrement certains cas de mort subite chez l'enfant, signalés de différents côtés.

Latéralement le thymus cervical est en rapport avec les carotides primitives.

Dans sa portion thoracique le thymus affecte des rapports plus importants avec les organes du médiastin. Une couche de tissu cellulaire lâche sépare le sternum du thymus. Les mammaires internes avec l'origine des intercostales internes longent ses bords. Postérieurement le thymus est concave et adhère par des tractus cellulo-vasculaires aux parties profondes. C'est ainsi qu'il entre en rapport avec le péricarde qui le sépare de l'oreillette droite, de la portion verticale de l'aorte et de l'artère pulmonaire. Plus en dedans sur la ligne médiane, il re-couvre la veine cave supérieure, puis tout en haut le tronc artériel brachio-céphalique, la carotide primitive gauche, la face antérieure de la trachée.

HISTOLOGIE DU THYMUS

La structure histologique du thymus doit nous inté-resser particulièrement. Le thymus tout entier à sa pé-riode de plein développement est constitué par un sys-tème de lobubes primitifs à forme pyramidale, à base superficielle, mesurant de 1,5 à 3 millimètres. Le lobule lui-même est constitué par la réunion des follicules. De minces cloisons conjonctives séparent les follicules entre eux. Vers le centre ces cloisons se résolvent en un sys-tème de trabécules déliées se continuant directement avec le réticulum du follicule. Chaque follicule est traversé en son centre par un cordon conjonctif, sorte de prolonge-ment de la cloison de même nature qui parcourt d'une extrémité à l'autre le lobule.

La structure des follicules comprend deux portions : une portion corticale, une portion médullaire. La portion médullaire de chaque follicule se continue avec la portion analogue du follicule voisin, ce qui revient à dire que la portion corticale n'entoure que partiellement la partie médullaire,

Cette substance médullaire est essentiellement formée d'un réseau de cellules anastomosées continuant le réticulum cortical. D'après Hermann et Tourneux cependant, cette charpente cellulaire est moins délicate que celle du tissu cortical. Fréquemment le corps de ces éléments présente des prolongements lamelliformes rappelant par leur aspect les crêtes de cellules tendineuses. Ailleurs les cellules se juxtaposent sur plusieurs couches, et prennent l'apparence de cellules épithéliales (cellules épithélioïdes de Watney). D'autres fois enfin toute limite cellulaire semble avoir disparu et l'on trouve une seule masse protoplasmique renfermant plusieurs noyaux. Les mailles de cette trame plus grossière sont généralement arrondies et de plus en plus larges lorsqu'on se rapproche du centre.

Dans les mailles de ce tissu réticulé on trouve des cellules lymphoïdes et en outre des éléments particuliers, cellules granuleuses, cellules géantes et corpuscules concentriques.

Les cellules granuleuses et les cellules géantes semblent dériver des cellules épithéliales du réticulum. La transition entre les unes et les autres se retrouve plus ou moins distinctement dans le corps du follicule.

Les corps concentriques offrent un intérêt plus grand. Quelle est au juste la nature de ces formations ? Faut-il y voir un organe spécial, l'élément noble en quelque sorte du follicule, est-ce simplement, comme le veut Tourneux, une simple agglomération de cellules lymphoïdes ? La question n'est pas résolue.

Quant à la substance corticale, elle est absolumen

analogue à celle du ganglion ; elle est constituée par un
tissu réticulé pur. Schedel cependant a constaté que con-
trairement à ce qui se passe dans les ganglions lymphatiques, les corpuscules de Malpighi et les amygdales, la
prolifération des cellules du thymus se fait presque
exclusivement dans la zone corticale.

PHYSIOLOGIE DU THYMUS

Nombreuses sont les hypothèses émises sur la fonction du thymus. On peut les diviser en deux catégories :les unes attribuent à la glande un rôle purement
mécanique. Les autres, plus modernes, lui donnent des
fonctions plus élevées et rattachent le thymus soit à l'hé
matopoièse, soit à l'existence d'une sécrétion interne
analogue à celles des autres glandes vasculaires.

Les théories mécaniques ont vécu. Il suffit de rap-
peler pour mémoire l'hypothèse de Galien, qui croit le
thymus destiné à protéger la veine cave du contact im-
médiat avec le sternum. D'autres auteurs y ont vu un rôle
de remplissage: le thymus empêcherait le développement trop rapide du poumon chez le fœtus et détourne-
rait une partie du sang destiné à se rendre aux artères
bronchiques après la naissance. On a également fait du
thymus, comme de la thyroïde, une sorte de régulateur de
la circulation artérielle. Mais peu importent ces théories
qui ne reposent sur aucun fait sérieux. Avec les auteurs
modernes nous entrons dans une série d'hypothèses qui,
si elles ne sont pas encore complètement vérifiées, méritent du moins d'être prises en sérieuse considération.

Certains physiologistes ont voulu voir dans le thymus un organe analogue à la rate, jouant un rôle dans
l'hématopoièse. W. Hewson, le premier, exprime l'idée
que le thymus, comme les ganglions lymphatiques et la
rate, est un lieu de formation pour le sang. Pour le dé-
montrer il lia sur le chien, le veau, les vaisseaux thymiques en masse de façon à provoquer la réplétion des
lymphatiques issus de la [glande ; il examina ensuite le
liquide dont ces vaisseaux étaient gorgés et y trouva en
abondance des éléments identiques à ceux que renferment
les follicules thymiques. Il les considéra comme des
noyaux libres et admit qu'une fois transportés dans le
sang par la voie des lymphatiques, ils étaient destinés à
former les noyaux des globules rouges. La même opinion est donnée par Adelon et Bischoff.

Resteli et Friedleben pensent que les noyaux du suc
thymique vont directement au sang par l'intermédiaire
des veines thymiques.

His croit que les radicules des lymphatiques prennent
naissance dans la cavité supposée des acini du thymus
et que les cellules propres de la glande sont directement
entraînées dans le courant lymphatique où elles forment
les globules blancs de la lymphe. Klein et Krause, repre-
nant l'ancienne opinion de Haller, voient dans le thymus
un gros ganglion lymphatique.

Afanassiew a remarqué que les éléments du thymus
de l'embryon ressemblent assez aux ganglions de l'adulte.
Il en conclut que le thymus fonctionne comme ganglion
lymphatique durant la vie intra-utérine ; après la naissance, lorsque les divers appareils lymphatiques sont

complètement constitués et que l'organisme n'a plus besoin d'une aussi grande quantité de cellules indifférentes, ou que du moins le système lymphatique ganglionnaire est plus développé, le thymus devient inutile et tend à régresser.

Watney, tout en fournissant de nombreux arguments mais aucune preuve décisive, a essayé d'établir que le thymus élabore à la fois des hématies et des leucocytes.

Enfin Schedel dit qu' « en considération de tout ce que nous savons sur la physiologie du thymus, on ne peut guère mettre en doute que cette glande ait pour fonction, durant sa période de plein développement, de produire des globules de lymphe, comme le font plus tard les ganglions lymphatiques et les autres organes lymphoïdes ».

Dans toutes ces théories, il n'entre aucun fait bien certain. — Quels sont d'autre part les résultats de l'expérimentation ?

Jusqu'ici il n'existe guère à cet égard que le travail de Friedleben.

Cet auteur a en premier lieu recherché la composition du suc thymique retiré par expression de la glande. Les recherches ont porté sur le veau et voici les résultats auxquels il est parvenu :

Eau..	. . . .	80	pour 100
Albumine..	. .	12,5	—
Glutine.	. . .	3	—
Sucre.	. . . .	0,1	—
Acide lactique.	.	0,2	—
Pigment.	.	0,1	—
Graisse..	. . .	2	—
Sels..	. . . .	2,1	—

Les sels retirés des centres consistent en :

Sulfate de calcium.. .	1 pour 100	
Phosphates terreux, .	30	—
— alcalins. .	58	—
Chlorure de potassium.	11	—

Parmi ces principes, les phosphates, l'albumine et le sucre prédomineraient chez les jeunes enfants ; tandis que plus tard la glutine, l'acide lactique et les graisses seraient en excès. Pendant toute la période de naissance, les sels seraient représentés par des phosphates terreux, ce qui serait en rapport avec l'activité extraordinaire de l'ostéogénie chez les jeunes sujets.

Friedleben a pratiqué avec succès l'ablation du thymus sur le chien, la chèvre, et a constaté que cette opération n'entraînait par elle-même aucun préjudice pour la santé générale. Les animaux privés de thymus mangent beaucoup plus que les autres ; leur croissance est même accélérée d'une manière absolue, mais elle paraît inférieure si l'on tient compte de la grande quantité d'aliments qu'ils ingèrent. Enfin, fait important sur lequel nous insistons, on constaterait une hyperleucocytose marquée dans le sang.

Friedleben conclut de ces expériences que le thymus est un organe qui sert pendant la période d'accroissement du corps à la nutrition et à la préparation du sang et de ce chef à la formation des tissus.

Des observations de Friedleben on pourrait rapprocher le fait suivant rapporté par M. Durante à la Société de biologie, en mars 1896. Il s'agit d'un enfant né à terme pesant 2 740 grammes.

Pendant 3 jours l'enfant se porte bien. A partir du quatrième jour le poids de l'enfant reste entre 2 400 et 2 600 grammes. Il survient de la diarrhée verte. Du 15e au 27e jour, le poids tombe de 2 500 à 1 500 grammes. L'enfant meurt complètement cachectique. L'appétit avait toujours été très bien conservé. Le thymus pesait $1^{gr},50$ et présentait une sclérose intense qui était certainement ancienne. M. Durante se demande s'il ne faut pas attribuer la mort de cet enfant à la lésion du thymus.

M. Retterer analyse dans la *Revue des Sciences*, de 1895, un travail de M. Langerham et N. Savelien, dans lequel les auteurs relatent les faits suivants : Ils enlevèrent le thymus à 29 jeunes lapins et à 2 jeunes chiens; 22 animaux survécurent à l'opération et parurent se porter aussi bien que les témoins. La plupart des animaux opérés moururent d'affections intestinales (diarrhée) qui ne semblaient pas dépendre de l'ablation du thymus. A l'autopsie, on ne trouva aucun organe présentant une lésion qu'on pût mettre sur le compte de l'extirpation du thymus. Les résultats de ces recherches, dit M. Retterer, sont donc négatifs.

En résumé, aucun fait positif ne se dégage de ces expériences, et la physiologie du thymus se présente toujours avec le même caractère énigmatique qu'auparavant.

De cette étude que nous venons de faire du thymus normal, que peut-on conclure au sujet de l'hypertrophie thymique, telle que nous la trouvons dans nos deux observations de leucocythémie?

Le thymus, anatomiquement et physiologiquement,

est un ganglion. A ce titre, il peut s'hypertrophier dans la leucémie comme tout organe lymphoïde.

De fait, les observations, sans être fréquentes, ne manquent pas. — Isambert s'exprime sur ce point en ces termes :

« Le thymus est aussi hypertrophié, dans quelques cas, malgré l'âge des sujets, et l'on y remarque une congestion ou une infiltration sanguine plus ou moins forte. Nous l'avons trouvée nous-même (Obs. 1855) développée comme si la glande était revenue à l'état normal. »

Valleix, de même *(Guide du médecin praticien*, 5ᵉ éd., Paris 1866, p. 476) regarde l'hypertrophie du thymus comme très fréquente au cours de la lymphadénie.

Grawitz, d'autre part (*Deut. med. Woch.*, 1889, p. 506), a rapporté deux cas fort intéressants.

Le premier se rapporte à un soldat de 22 ans dont la maladie débuta par du gonflement des amygdales et qui mourut quelques jours après avec des phénomènes d'hydropisie généralisée *sans altération du sang*.

A l'autopsie, on constata une hypertrophie de tout le système lymphatique avec métastases rénales. Grawitz pense que le thymus, qui présentait la même hyperplasie, n'était atteint que secondairement au même titre que les autres ganglions.

Dans le second cas, il s'agit d'un homme de 24 ans, avec aorte chlorotique, lymphadénie généralisée, leucocytose pendant la vie ; à l'autopsie, on trouva une hypertrophie considérable du thymus.

Ces faits deviennent d'autant plus intéressants qu'il en existe d'autres où l'hypertrophie du thymus existait seule ou associée à l'hypertrophie d'autres organes lymphoïdes, sans leucémie.

Tel est ce cas rapporté par Krause et Cahen. Tel est aussi celui de Nordmann, de mort subite chez un soldat avec persistance du thymus. — Indépendamment de l'hyperplasie thymique, il constata l'hyperplasie des ganglions lymphatiques, du thyroïde, des amygdales, des follicules clos, des ganglions bronchiques et de la rate, le tout sans leucémie.

Quand on réfléchit à ces cas, et qu'on les met en parallèle avec les cas déjà nombreux d'hypertrophie simple du thymus, on est en droit de se demander s'il n'existe pas entre les uns et les autres un certain rapport, s'ils n'expriment pas les uns et les autres les degrés différents d'une même diathèse, les étapes successives d'un processus morbide qui n'aboutit pas toujours au complexus clinique de lymphadénie leucémique tel que nous le connaissons.

La question mérite d'être posée et nous ne croyons pas inutile d'entrer dans quelques détails au sujet de l'hypertrophie simple du thymus.

Cette hypertrophie du thymus est passée par des phases bien diverses. Les anciens auteurs considéraient comme assez fréquente cette hypertrophie.

On lui a fait jouer un rôle important dans la maladie qu'on a appelée asthme thymique. Déjà, vers 1775, Richa et Verdues avaient soutenu que l'hypertrophie du thymus était la cause principale de l'asthme des enfants. Mais c'est en 1830 que l'asthme thymique fut créé par Kopp. On l'appela même alors maladie de Kopp. Cette théorie régna jusqu'en 1847, époque à laquelle Hérard, dans sa thèse intitulée : *Du spasme de la glotte*, démontra le peu de fondement de cette opinion. Dans ce travail remarquable, Hérard arrive aux conclusions suivantes :

Le thymus est un organe dont le poids et le volume sont excessivement variables chez les enfants en bonne santé.

La constitution de l'enfant, son état de maigreur ou d'embonpoint semblent être les principales conditions qui influencent ces variations.

Dans l'asthme soi-disant thymique, aussi bien que dans toutes les maladies du premier âge, le thymus a dû successivement être rencontré tantôt petit, tantôt volumineux, suivant que l'enfant était faible ou robuste, mais il n'entre pour rien dans ces affections.

Dans ces dernières années, on a publié un certain nombre d'observations tendant à prouver que chez les nourrissons la mort subite ou très rapide peut être due à l'hypertrophie du thymus. Nous emprunterons la plupart des détails qui vont suivre au travail de M. Marfan intitulé : *Sur un cas d'asphyxie suraiguë mortelle par hypertrophie du thymus chez une fillette de 2 mois 1/2.*

C'est à propos d'autopsies médico-légales que l'attention a été attirée sur ce sujet. Grawitz cite deux cas de mort subite en pleine santé et, à l'autopsie, on ne trouva qu'une hypertrophie du thymus. Cet auteur admet la compression de la trachée par la glande.

Paltauf, rapportant de nouveaux cas de mort subite avec hypertrophie du thymus, nie que cette glande puisse comprimer la trachée. Pour lui, l'hypertrophie du thymus tient à une sorte de diathèse lymphatique et coexiste avec une hyperplasie des organes lymphoïdes, les sujets qui en sont atteints sont des cachectiques et ils meurent de leur cachexie et non de l'hypertrophie du thymus. Il nous semble difficile d'admettre cette interprétation, car chez les cachectiques on trouve en général des thymus très petits.

Scheele, en 1890, cherche à déterminer par des expériences sur le cadavre, le poids nécessaire pour aplatir une trachée d'enfant ; il lui fallut arriver jusqu'à 1 000 grammes, poids que n'atteint jamais un thymus. Il n'admet donc pas la compression de la trachée. On pourrait objecter à Scheele que les conditions ne sont peut-être pas les mêmes sur le cadavre et sur le vivant.

Pott, en 1892, attribue la mort par hypertrophie du thymus à l'arrêt des battements de cœur.

Enfin, Beneke, en 1894, revient un peu à la théorie de Grawitz et admet que la mort peut survenir par compression de la trachée dans un mouvement brusque de flexion de la tête en arrière.

M. Marfan, dans un mémoire, rapporte une observation que nous reproduisons et dans laquelle la mort a été due à la compression de la trachée.

Suzanne C..., âgée de 2 mois et demi, est apportée à la crèche de l'hôpital des Enfants-Malades, le 17 mai 1894, à une heure de l'après-midi, dans un état extrêmement grave ; elle présente des signes très prononcés d'asphyxie. Sa mère, âgée de 29 ans, est bien portante ; elle a déjà perdu un enfant de 22 mois qui a succombé à une méningite. Son grand-père maternel serait mort à l'âge de 48 ans, de tuberculose. Aucun renseignement sur le père.

Suzanne C... est née à terme ; elle a été nourrie au sein par sa mère jusqu'à l'âge de 7 semaines ; puis elle a été élevée au biberon. Elle n'a pas présenté de troubles digestifs.

Au commencement du mois de mai, on a remarqué que l'enfant était constipée et toussait un peu.

Le 3 mai, elle aurait eu une convulsion qui ne se serait pas renouvelée. Le 16 mai, elle présente de l'inquiétude, de l'agitation, il semble à la mère que son enfant dépérit, que son visage s'altère. Le lendemain, 17 mai, l'enfant étouffe, suffoque et on la conduit à l'hôpital, à une heure. L'interne du service, M. Rudault, l'examine ; il constate que l'enfant est inerte, sans réaction, sans cris, les extrémités sont cyanosées, les lèvres bleuâtres. La respiration est accélérée, faible, difficile ; il y a un certain degré de dyspnée expiratrice comme dans la broncho-pneumonie ; mais l'auscultation ne décèle rien d'anormal ; il n'y a aucun signe de diphtérie. On donne un bain sinapisé, on fait une injection d'éther, puis une injection de caféine, mais l'asphyxie fait des progrès, et l'enfant succombe à 5 heures de l'après-midi, 4 heures après son entrée à l'hôpital. Au moment de l'entrée à l'hôpital, la température rectale était de 36°,8, un peu avant la mort, elle était de 38°,5.

L'autopsie a été faite le samedi 19 mai. Nous avons été frappé d'abord de l'aspect extérieur du cadavre ; c'est celui d'un bel enfant, bien développé, bien nourri, dont le ventre a un volume normal ; le poids du corps est de 5 3oo grammes ; la taille est de 6o centimètres ; les pieds et les mains sont d'un bleu noirâtre, les lèvres sont violettes ; la peau présente par place des rugillations sanguines. Il n'est pas douteux que l'enfant est morte d'asphyxie.

Dès qu'on a incisé la peau du cou et qu'on commence à ouvrir la poitrine, on voit une masse de tissu qui fait hernie derrière la poignée du sternum et l'externe qui fait l'autopsie, M. Thoyor, se demande si ce n'est pas le poumon emphysémateux qui fait saillie. Or, cet organe, qui faisait saillie, n'était autre que le thymus extrêmement hypertrophié.

Avant de l'extraire, on constate qu'il existe nettement un aplatissement de la trachée à l'union de sa portion thoracique ; cet aplatissement disparaît en partie lorsque le thymus a été dégagé ; cependant, au point comprimé, il reste une dépression assez marquée et le tissu de la trachée paraît moins résistant ; du reste, la trachée ne présente aucune altération. Ces dernières constatations permettent de penser que la compression s'est faite brusquement et que l'hypertrophie du thymus a dû se produire, ou tout au moins s'accroître très rapidement.

Le thymus présente une hypertrophie qui est surtout prononcée dans la portion thoracique. Son poids est de 3i grammes. Sa largeur totale est de 8 centimètres, celle de la portion cervicale est de 3 centimètres et demi ; celle de la portion thoracique est de 4 centimètres et demi ; la largeur de la portion cervicale est de 3 centimètres ; celle de la portion thoracique est de 6 centimètres. La plus grande épaisseur se trouve au niveau de la portion thoracique et atteint 2 centimètres.

Le thymus est rouge, très congestionné et présente par places de petites ecchymoses. En dehors de l'hypertrophie du thymus, on ne trouve d'autres lésions que celles de l'asphyxie : sang très noir, cœur dilaté, stase veineuse dans les viscères, surtout aux 2 bases des poumons.

M. Marfan termine son travail par cette conclusion : notre observation prouve que chez les nourrissons, le thymus hypertrophié peut comprimer la trachée et que cette compression peut acquérir un degré suffisant pour entraîner la mort par asphyxie.

Ainsi donc, nous le voyons, la question est résolue d'une façon très simple par l'hypothèse d'une compression purement mécanique.

Mais vraiment est-ce là tout, et peut-on croire que cette influence suffit à expliquer tous les cas.

Nous admettons que dans le cas de M. Marfan, la compression trachéale ait seule causé la mort, mais encore reste-t-il à trouver la nature de cette hypertrophie, et peut-être aussi connaissant la nature de cette hypertrophie, serons-nous moins portés à admettre une influence mécanique.

Si nous réfléchissons aux cas de Nordmann rapportés plus haut, à ceux de Pott, de Paltauf, il nous semble pouvoir dire que l'hypertrophie du thymus, relève d'un état lymphatique spécial qui n'est peut-être qu'un premier degré de la lymphadénie ou qui du moins n'est pas sans rapports avec elle.

Cette opinion se trouve confirmée par la lecture d'un mémoire d'Escherich dont nous donnons ici le résumé.

Le travail d'Escherich fut fait à l'occasion de la mort du fils du Dr Langerhaus, survenue immédiatement après une injection prophylactique de sérum de Behring.

L'autopsie ne permit pas d'établir exactement la cause de la mort, bien qu'on ait constaté la présence de matières vomies dans la trachée, mais montra l'existence d'une diathèse lymphatique (hypertrophie du thymus et de l'appareil lymphatique) ; c'est celle-ci qu'Escherich incrimina dans la mort de cet enfant.

Cette hypertrophie générale des appareils lymphatiques, autrement dit la diathèse lymphatique, a son habitus extérieur assez net : les enfants sont ordinairement pâles, le visage boursouflé ; souvent ils sont rachitiques ou scrofuleux ; la rate est hypertrophiée, l'appareil lymphatique du pharynx et de la base de la langue est tuméfié, souvent aussi les ganglions lymphatiques sont hypertrophiques.

Escherich a observé un cas de mort subite par diathèse lymphatique chez un enfant qui succomba quelques heures après avoir été mis dans les compresses salicylées prescrites contre le prurigo dont il était atteint. A l'autopsie, on trouva une hypertrophie notable du thymus et tous les signes de la diathèse lymphatique.

Dans un autre cas de laryngospasme, qui s'est terminé par la mort subite au cours d'un accès insignifiant, il s'agissait également d'un enfant qui présentait exté-

rieurement tous les signes de la la diathèse lymphatique.

A l'autopsie, on trouva une hypertrophie du thymus
et de tous les autres organes lymphoïdes. D'après Escherich, la diathèse lymphatique serait justement extrêmement fréquente chez les enfants atteints de laryngospasme qui pour lui fait partie intégrante de la tétanie
latente.

. Il a souvenir de 2 autres cas de mort subite chez des
enfants atteints de laryngospasme, et tous les deux
avaient bien l'habitus extérieur de la diathèse lymphatique.

Enfin récemment, depuis que son attention est attirée sur ce point, il a constaté à l'autopsie tous les signes
de la diathèse lymphatique, l'hypertrophie du thymus y
comprise, chez deux enfants qui ont succombé. Si la diathèse lymphatique crée réellement un état d'équilibre
instable, il est naturel de voir ces enfants mal supporter
les injections.

Mais par quel mécanisme la diathèse lymphatique
amène-t-elle la syncope cardiaque mortelle ? Escherich
se demande si dans ces cas il n'y a pas de parallèle à
établir entre l'hypertrophie du thymus et les lésions du
corps thyroïde. Il se demande si à l'état d'hypertrophie,
le thymus ne sécrète pas une substance toxique agissant
comme excitant du système nerveux — et la fréquence
de la diathèse lymphatique chez les enfants atteints de
laryngospasme en serait la preuve — et si dans ces conditions une cause occasionnelle quelconque n'agirait pas
à la façon d'un surexcitant, provoquant l'arrêt réflexe et
définitif du cœur ?

Nous reviendrons plus loin sur cette assimilation du thymus à la glande thyroïde, qui nous paraît très rationnelle.

Pour le moment, notons surtout ce fait que pour Escherich, l'hypertrophie du thymus est sous la dépendance d'une cause générale, dont les effets ne se limitent pas au seul thymus mais peuvent atteindre l'appareil lymphogène tout entier.

Ainsi pour Escherich, comme pour Paltauf et Pott, l'hypertrophie du thymus relève d'un état lymphatique spécial. Rapprochant les observations de ces auteurs des cas de Nordmann, de Grawitz et des nôtres, nous nous croyons autorisé à admettre entre les uns et les autres un rapport commun, et nous pensons que la cause de l'hypertrophie simple du thymus doit être cherchée dans une sorte de diathèse lymphogène, à laquelle il ne manque peut-être, pour devenir lymphadénie leucémique, qu'une cause provocatrice, infectieuse ou toxique, encore indéterminée.

Poursuivant notre pensée, nous serions tenté de voir dans l'hypertrophie primitive du thymus un fait analogue à la splénomégalie primitive aleucémique.

Dans tout ce qui précède nous avons envisagé le thymus comme un simple ganglion ou du moins comme participant à la leucocythémie, au titre de simple organe adénoïde.

Faut-il y voir plus qu'un ganglion ? Doit-on chercher à admettre l'existence d'une sécrétion interne agissant sur l'économie à la manière de la sécrétion thyroïdienne ? La question est encore trop nouvelle pour être résolue. Toutefois un certain nombre de faits ont été apportés, qui semblent en faveur de cette idée. En pareil cas, il faudrait se demander si l'hypertrophie du thymus modifie le tableau clinique de la leucocythémie. Peut-être certains points par lesquels la maladie ressemble au myxœdème donneraient-ils à penser qu'il existe un trouble dans les sécrétions normales de l'organisme ; peut-être aussi le début de la maladie par l'hypertrophie du thymus pourrait-il avoir quelque influence sur la marche plus ou moins rapide de la maladie, en hâtant la déchéance de l'organisme par la suppression d'une fonction. Ce ne sont là que des hypothèses, mais elles nous semblent pourtant avoir un assez grand caractère de vraisemblance pour que nous soyons toujours autorisé à les émettre.

CHAPITRE V

ÉTIOLOGIE ET NATURE DE LA LYMPHADÉNIE

Dans un certain nombre de conditions normales ou pathologiques, il est possible d'observer une augmentation passagère des leucocytes. A ce phénomène qui ne constitue nullement la leucocythémie, on a donné le nom de leucocytose. La leucocytose peut s'observer temporairement à la suite de la digestion; elle apparaît aussi dans les maladies infectieuses, dans la coqueluche chez les enfants.

La leucocythémie proprement dite, c'est-à-dire la leucocythémie avec lymphadénie, s'observe dans les deux 2 sexes, mais plus fréquemment chez l'homme. Bennett, sur 25 cas, compte 16 hommes, 9 femmes. Isambert, sur 71 cas, 46 hommes et 19 femmes, soit plus du double.

Bien qu'appartenant surtout à la période moyenne de la vie, cette affection n'est pas rare chez l'enfant. On a même cité des cas de leucémie fœtale. Mais chez l'enfant comme chez l'adulte, il y a prédominance de la maladie dans le sexe masculin.

On a invoqué tour à tour parmi les causes prédisposantes le rachitisme, la scrofule, la syphilis.

Il est de fait que la maladie apparaît surtout dans les

classes pauvres, et il semble que les mauvaises conditions hygiéniques, la vie sédentaire, les privations, le surmenage exposent à la maladie. — D'après Ebstein les amygdalites infectieuses ont une influence incontestable au point de vue du développement de la leucémie aiguë.

Isambert donne le relevé suivant parmi les antécédents pathologiques :

La syphilis est signalée 2 fois sur 41 cas, la scrofule 3 fois, la blennorragie 2 fois, le scorbut 1 fois, le choléra 1 fois, l'albuminurie aiguë, la maladie de Bright 1 fois, l'intoxication mercurielle 1 fois, la pneumonie 1 fois, l'emphysème avec maladie du cœur 1 fois, des hémorragies antérieures 4 fois, l'érysipèle 1 fois, les abcès multiples 1 fois, le goitre 1 fois.

Cette énumération est d'un grand intérêt. Elle met en lumière l'importance au moins de deux facteurs, d'une part la possibilité d'une infection quelle qu'elle soit et d'autre part, la déchéance de l'organisme, affaibli par l'intoxication endogène ou exogène. Ces deux influences se combinent vraisemblablement, et c'est dans ce sens que doit être cherchée la véritable cause de la maladie.

Ceci nous amène à parler de la nature de la leucocythémie. La question est encore pendante. Sans données positives, sans avoir à cet égard rien de définitif, nous commençons à entrevoir les divers éléments du problème.

Sans nous arrêter aux anciennes théories des premiers observateurs qui crurent voir dans la lymphadénie une manifestation de l'infection purulente, nous passerons à l'étude des hypothèses qui semblent actuellement les plus rationnelles.

Mais auparavant un premier point est à élucider. Entre les diverses formes cliniques de la maladie existe-t-il un lien, ou bien est-ce à tort qu'on réunit sous une même description toute une série de faits, parfois très différents les uns des autres ? Cette opinion a été surtout soutenue par M. Bard, de Lyon, pour qui l'adénie et la leucémie sont deux affections bien distinctes.

Tandis, pour cet auteur, que l'adénie n'est qu'une polyadénite infectieuse, la leucémie au contraire rentrerait, au nom de l'anatomie cellulaire, dans la catégorie des productions néoplasiques, autrement dit la leucémie serait le cancer du sang.

Les preuves fournies par M. Bard à l'appui de cette thèse originale ne sont pas suffisamment convaincantes. Il existe trop de formes intermédiaires entre les différents types cliniques de la leucémie et de l'adénie pour qu'on ne puisse relier entre eux tous ces faits.

Pour nous, nous croyons avec Jaccoud, avec Escherich, que l'adénie, la leucémie, la splénomégalie, et d'une manière générale l'hypertrophie des organes lymphoïdes ne sont que les manifestations d'une même diathèse, la diathèse lymphatique.

A un état moyen, la diathèse lymphatique ne se manifeste que par un petit nombre de symptômes : l'hypertrophie amygdalienne, la susceptibilité des ganglions, et un certain nombre de caractères extérieurs qui, en modifiant l'habitus du sujet, permettent de diagnostiquer cet état.

Sous des influences variables, encore inconnues, cette diathèse peut recevoir un développement particulier, et ce développement peut porter sur un seul organe, ou sur la totalité de l'appareil lymphogène.

La splénomégalie primitive aleucémique, l'hypertrophie thymique nous semble représenter les premières phases de ce développement soit que la maladie suive son cours, soit qu'intervienne un autre facteur, peut-être le trouble seul apporté dans l'hématopoièse par les lésions d'organes tels que la rate ou le thymus, peut-être aussi à la suite du coup de fouet que donne une infection. La leucémie apparaît et avec elle la maladie se complète, le tableau clinique que nous connaissons sous le nom de lymphadénie leucémique est constitué et le trouble profond apporté dans les fonctions de l'organisme entraîne à sa suite la cachexie et la mort.

Ainsi donc, à la base de la maladie nous trouvons une prédisposition particulière de l'organisme, une diathèse lymphogène. Reste à déterminer dans quelles conditions cette prédisposition entraîne l'éclosion d'accidents plus graves; c'est ce qui nous amène à étudier la théorie infectieuse de la leucocythémie.

La lymphadénie est-elle une maladie infectieuse? — Cette hypothèse a rencontré de nombreux adeptes, bien que jusqu'ici aucune preuve décisive n'ait été apportée.

Les caractères cliniques, les lésions anatomiques elles-mêmes, leur généralisation si remarquable à tout l'appareil lymphatique, qui joue on le sait un rôle si important dans la défense de l'organisme contre les apports microbiens multiples de l'extérieur, rendent très vraisemblable la nature infectieuse de la lymphadénie, et l'on comprend que cette idée ait pu séduire le plus grand nombre des auteurs.

La preuve décisive manque, mais qu'en peut-on inférer, si ce n'est l'insuffisance de nos moyens de recherches et de nos connaissances. D'ailleurs, l'énigme ne persiste pas que pour la lymphadénie. Combien d'autres affections évidemment infectieuses de par la clinique attendent encore la preuve décisive que fournira la bactériologie. — Il en est ainsi du rhumatisme, de la rougeole, de la scarlatine, des oreillons et de combien d'autres.

Si nos connaissances sur l'origine infectieuse de la leucémie sont encore embryonnaires, l'idée n'est pas nouvelle et depuis longtemps déjà cette question attend une solution.

Les preuves que l'on a apportées à l'appui répondent à deux ordres de faits :

Les uns, cliniques ou anatomiques, ont donné lieu à des considérations théoriques.

Les autres, premières tentatives expérimentales, ont ébauché la question sans la résoudre. Nous étudierons successivement les uns et les autres.

M. Labadie-Lagrave semble le premier avoir indiqué la possibilité de l'origine infectieuse de la lymphadénie. Leber en 1878, puis Ebstein l'année suivante émettent la même idée ainsi que Steinbrügge en 1886 qui suppose comme facteur étiologique la syphilis ou le paludisme.

Cliniquement les cas de leucémie aiguë signalés de différents côtés par Litten, Guttmann, Wobel et autres répondaient particulièrement bien à cette hypothèse. La porte d'entrée même parut être trouvée dans les ulcérations buccopharyngées que l'on voit noter dans quelques cas.

La localisation ganglionnaire, la fièvre, la marche rapide des accidents, les hémorragies étaient également en faveur de cette hypothèse. Tous ces caractères forment un ensemble d'arguments rationnels, qui ont certes une réelle valeur. On peut ainsi les résumer :

a) Alternatives d'amélioration et de progression dans le cours de la maladie.

b) Généralisation soit par contiguïté, soit par, continuité, soit par transport métastatique ou emboligène.

c) L'amygdale est souvent la porte d'entrée de cette affection, ou bien une ulcération de la peau et des muqueuses.

d) La marche de la lymphadénie est irrégulière, progressive. Elle peut être rapide et tuer comme une septicémie.

e) La fin a beaucoup d'analogie avec les affections d'origine septicémique.

Quels sont maintenant les résultats de l'expérimentation ?

On s'est adressé tour à tour à la bactériologie pure et à la médecine expérimentale.

L'examen bactériologique a donné des résultats positifs mais non décisifs.

Les recherches ont porté sur le sang, sur les ganglions lymphatiques.

Un certain nombre de faits, dans lesquels l'ensemencement a été pratiqué avec du sang ou des fragments de tissu leucémique, montrent que les cultures sont restées stériles.

Telles sont les observations faites sur le sang par Salander et Hoffsten, par Ebstein, par Müller, Eickenburch, Laubenburg, Troje, Litten, Wehsemeyer, Guttmann et M. Dansac.

Westphall n'a rien trouvé dans le sang et dans le suc retiré de la rate pendant la vie ni dans un autre cas dans la rate après la mort.

Les essais de culture entrepris par Ebstein avec du sang et de la sérosité ascitique, par Westphall et Guttmann avec des fragments de rate, Tricomi avec du sang de rate, n'ont également rien donné.

A côté de ces faits négatifs, des résultats positifs :

Klebs, dès 1880, signalait des monades dans le sang. Bientôt des microbes variés sont signalés de différents côtés. Mc Sillavry, Osterwald, Mayet trouvent des microbes dans le sang ; Spilurg sur des coupes de rate ; Byron, Branswell dans les ganglions lymphatiques ; Klein, Majocci et Piccini dans les vaisseaux sanguins du foie et des ganglions lymphatiques.

Dans tous les cas, il s'agissait de microbes analogues aux streptocoques, staphylocoques et des bacilles variés.

Malfucci peut cultiver le staphylococcus doré, Combemale le staphylococcus albus.

A côté de ces microbes vulgaires, on décrit bientôt un microbe spécifique. C'est ainsi que MM. Kelsch et Vaillard, puis M. Fermi, isolent et étudient un bacille obtenu par l'ensemencement du sang, du foie, de la rate, des ganglions lymphatiques. C'est un bacille court, épais, se colorant à ses deux extrémités et pathogène pour le lapin qu'il tue facilement.

Après eux, Pawlowsky (*Deut. med. Woch.*, 1892), dans sept observations, observe et cultive un autre bacille qu'il rencontre dans le foie, la rate, les ganglions lymphatiques, dans l'intestin, dans les poumons, les reins, le cerveau et la moelle. Le bacille, difficile à cultiver, ne pousse ni dans le bouillon ordinaire, ni sur la gélatine, ni sur la gélose, ni sur le sérum gélatinisé à l'état anaérobie. Mais on peut cependant en obtenir des cultures assez abondantes, au bout de 14 à 15 jours, dans du bouillon de viande additionné de sérum sanguin. Il se distingue du bacille décrit par Kelsch, Vaillard et Fermi en ce qu'il n'est pas anaérobie et qu'il n'est pas pathogène pour le lapin.

C'est un bacille court, renfermant en son centre une zone non colorée.

M. Delbet enfin, en 1895, a publié un cas de reproduction expérimentale de la leucocythémie ganglionnaire généralisée à l'aide d'un bacille spécial, recueilli dans un cas de lymphadenome.

Ce cas de M. Delbet est d'autant plus intéressant qu'il est le seul jusqu'ici où la maladie ait pu être en partie reproduite. Ce n'est pas que des tentatives semblables n'aient été faites.

Les expériences de Mosler, de Nette, de Bollinger avec le sang leucémique ou avec du suc frais de rate leucémique sont restées infructueuses. Eickenbush, Mosler ont également échoué avec les injections intraveineuses.

De même les inoculations avec les sucs ganglionnaires tentées par Troje, Litten, par MM. Cadiot, Gilbert et Ròger ont été complètement négatives.

Que conclure de toutes ces recherches ?

Elles viennent, croyons-nous, à l'appui de la thèse que nous soutenions au début de ce chapitre.

Si, en effet, la maladie a comme point de départ un substratum anatomique que crée de toutes pièces l'hérédité et qui est la constitution habituelle de l'individu, il n'est pas nécessaire qu'un microbe toujours identique intervienne pour l'éclosion de la maladie.

On sait le rôle du tissu adénoïde dans l'organisme. Les belles recherches de Metchnikoff ont mis en lumière son rôle de défense ; mais lorsqu'il présente un état de moindre résistance, on comprend qu'il soit facilement atteint et cela par les germes les plus divers, puisqu'il reçoit tous ceux de l'organisme. La diathèse lymphatique est certainement un fait morbide ; l'expérience clinique de chaque jour nous en donne la preuve. Qui ne connaît la facilité avec laquelle les enfants lymphatiques s'infectent. Le résultat négatif des expériences sur les animaux est également en faveur de notre hypothèse. L'existence d'une diathèse lymphatique chez l'animal n'est pas démontrée, et si d'autre part elle est nécessaire à la production de la maladie, qu'importent les inoculations, à supposer même que le bacille inoculé soit le même que celui qui détermina sur l'homme l'apparition de la maladie.

Mais il est un autre côté de la question que les recherches modernes nous permettent d'envisager. Par certains points la leucocythémie se montre bien une maladie infectieuse ; il semble qu'elle soit quelque chose de plus ; il y a dans cette affection comme un trouble général dans la dynamique de l'organisme, une sorte de déchéance particulière qui rappelle non plus tant une infection, mais bien certaines affections dystrophiques, telles que le myxœdème.

Serait-il possible d'admettre que la maladie est constituée de deux éléments, l'un d'ordre infectieux, l'autre d'ordre trophique, par suite de la privation de certains sucs indispensables au bon fonctionnement de l'organisme.

Si l'on songe à l'importance de la rate, de la moelle des os, et peut-être aussi, peut-être surtout du thymus, dans l'hématopoièse fœtale, cette opinion nous semble présenter un assez grand caractère de vraisemblance. Du reste l'opothérapie lymphöïde a été tentée et quelques succès ont été obtenus. Tels sont les cas de Blomfuld, qui fit ingérer des fragments de rate, de Whait, de Biggier et de Lawrie, de Fraser Thomas, de Briquet, d'Armentières, de Gamblin, qui administrèrent de la moelle de bœuf.

Jusqu'ici l'opothérapie thymique n'a pas été tentée. Peut-être serait-elle plus justifiée encore que l'opothérapie médullaire, étant donnée la possibilité d'une sécrétion interne active dans cette glande encore mystérieuse, mais qui nous paraît jouer un rôle important dans l'histoire de la leucémie.

Ce sont là des hypothèses, mais elles nous semblent justifiées par l'état actuel de nos connaissances, et si

elles se vérifiaient, elles jetteraient sans nul doute un
jour intéressant tant sur la nature de la lymphadénie que
sur la fonction encore inconnue du thymus.

CHAPITRE VI

TRAITEMENT

Le traitement de la lymphadénie pour être définitif supposerait une connaissance certaine de la nature de la maladie.

Pour le moment nous devons nous contenter d'obéir aux indications que nous fournissent certains caractères connus de la maladie.

Les données étiologiques que nous connaissons (traumatismes, misère physiologique, maladies infectieuses et cachectiques) nous indiquent la prophylaxie. La fièvre typhoïde, l'influenza, le rachitisme, la syphilis ont une tendance à provoquer l'hypertrophie des organes lymphoïdes. Il importe donc de ne point négliger le reliquat de ces maladies ; la quinine, le quinquina, l'arsenic dans le paludisme, l'huile de foie de morue, les phosphates dans le rachitisme, l'iode et ses composés dans la syphilis trouvent ici leur médication.

La possibilité d'une porte d'entrée par les muqueuses indique la nécessité de l'antisepsie buccale au cours des infections, et doit engager à surveiller les ulcérations buccales chez les enfants.

L'état général fournit d'autres indications thérapeutiques importantes :

L'hygiène s'impose dans le but de relever une nutrition en pleine déchéance. La régularisation des fonctions digestives est un élément du succès. L'alimentation doit être riche et fortifiante.

Au point de vue médicamenteux, le fer et le quinquina, auxquels on pourrait ajouter l'arsenic, y compris le cacodylate récemment employé, forment la base de notre arsenal thérapeutique.

Le fer sera donné dans les mêmes conditions que pour la chlorose ; nous n'insisterons pas.

Le quinquina et ses dérivés ont été fortement préconisés. Mosler et Vidal ont particulièrement recommandé le sulfate de quinine. Indépendamment de la diminution des globules rouges, le sang, nous l'avons vu, présente des modifications importantes ; d'où de nouvelles indications.

Le sang pauvre en globules rouges s'oxygène difficilement ; l'insuffisance de l'hématose entraîne l'asthénie leucémique. On comprend que les inhalations d'oxygène aient été prescrites. Kumberger dit avoir obtenu la guérison par ce moyen chez un enfant leucémique, âgé de 10 ans, auquel il faisait respirer 3o litres d'oxygène par jour.

M. Jaccoud a obtenu également de bons résultats momentanés.

Il en résulte que les inhalations d'oxygène si elles sont insuffisantes à amener la guérison sont du moins une précieuse ressource à laquelle il faut savoir recourir.

A côté des inhalations d'oxygène, on a conseillé la

transfusion du sang. Blasius y eut recours dès 1863, Mosler dit avoir obtenu de bons résultats, mais Leiserung et Heincke avouent qu'ils n'ont ainsi réussi qu'à hâter la fin de leur malade ; M. Jaccoud déconseille avec raison ce moyen dangereux.

En résumé, le traitement de la lymphadénie est avant tout tiré des caractères cliniques et anatomiques de la maladie. Est-il possible d'appliquer un traitement spécifique ?

La question, trop récente encore pour être définitivement résolue, a tenté certains cliniciens, et c'est ainsi qu'ont pris naissance les premiers essais d'opothérapie lymphoïde. Les résultats sont indécis. Jusqu'ici on s'est adressé à la moelle osseuse et à la rate. A côté de succès partiels on a enregistré des insuccès. Serait-on plus justifié à tenter l'opothérapie thymique ? Nous le croyons. Il n'existe malheureusement aucun fait à cet égard qui puisse nous permettre de prendre une conclusion.

CHAPITRE VII

OBSERVATIONS

Observation I

Lymphadénie leucémique. — Hypertrophie du thymus. — Mort de l'enfant.

L'enfant Émilie Et... entre à l'hôpital des Enfants-Malades, dans le service de M. Moizard, salle Henri Roger 14, le 24 janvier 1900.

Antécédents héréditaires. — Mère morte au mois d'août 1898 ; on ignore la cause du décès.

Père ayant une bonne santé habituelle.

Un autre enfant âgé de 6 ans bien portant.

Antécédents personnels. — La petite malade est actuellement âgée de 5 ans, elle est née à terme, a été élevée en nourrice au biberon.

La personne qui accompagne l'enfant est la grand'mère ; elle ne peut nous donner aucun renseignement sur la santé habituelle de sa petite-fille, ni nous dire si depuis quelque temps elle présentait quelques malaises. L'enfant était confiée aux soins d'une garde, et ce n'est que le 14 janvier 1900 qu'elle revint dans sa famille.

A cette date, les parents remarquèrent que la figure de l'enfant était blafarde et bouffie, et qu'elle respirait difficilement.

Le 22 janvier, au matin, l'enfant, au réveil, ne put ouvrir les yeux tant les deux paupières étaient œdématiées, même ecchymotiques ; les parents, inquiets, amenèrent la petite malade à l'hôpital le 24 janvier, sans pouvoir donner de plus amples renseignements, et dix jours après avoir constaté ces œdèmes.

Examen, 24 janvier 1900. — Nous sommes frappé, dès l'examen, de la pâleur de l'enfant, pâleur de la face et généralisée à tous les téguments ; les muqueuses sont tout à fait décolorées.

Le visage est, en outre, bouffi, surtout vers les parties latérales et la région sous-maxillaire.

Les paupières sont œdématiées et présentent de petites ecchymoses sous-conjonctivales et sous-cutanées.

La langue est blanche.

La gorge est uniformément rouge ; les amygdales sont volumineuses et œdématiées ; les gencives sont tuméfiées et saignantes.

Au cours de l'examen, notre attention, outre l'aspect particulier de l'enfant, est attirée par les adénites multiples que nous trouvons au niveau de tous les grands carrefours lymphatiques ; de chaque côté du visage, sur la branche montante du maxillaire inférieur, existent deux gros paquets ganglionnaires ; les ganglions sous-maxillaires et latéraux du cou sont également atteints, tous formant des tumeurs bosselées, indolores et mobiles.

Cette hypertrophie ganglionnaire a envahi les ganglions sus-claviculaires, ceux de l'aisselle, ceux de l'aine ; à leur niveau, la peau n'est ni rouge, ni ulcérée.

L'adénite doit avoir atteint les ganglions profonds, comme nous le font prévoir les signes de compression que nous constatons.

La respiration est gênée : l'enfant présente une dyspnée intense accrue encore par un rétrécissement rachitique de la base du thorax qui diminue la capacité respiratoire.

En percutant le thorax, on constate en avant, à la partie supérieure du sternum et s'étendant à droite et à gauche sous les clavicules, une matité complète due à de l'adénopathie trachéo-bronchique : cette matité s'étend en bas, jusqu'à la partie moyenne du sternum, et de chaque côté jusqu'au mamelon.

En arrière, dans la région interscapulaire, on obtient également, comme en avant, une matité complète.

A l'auscultation, outre le cornage qu'on perçoit à distance, on constate une respiration prolongée et soufflante, avec de gros râles de bronchite et des ronchus.

Il n'y a aucun signe d'épanchement pleural.

La toux est quinteuse.

Le cœur ne présente aucun souffle anémique.

Le développement des amygdales que nous avons constaté détermine de la gêne de la déglutition.

Les gencives saignent ; il existe, en outre, un coryza muco-sanguinolent.

Rien du côté de l'appareil digestif, pas de diarrhée, ni vomissements.

Le foie est gros et dépasse de trois travers de doigt le rebord des fausses côtes.

La rate est très hypertrophiée ; nous constatons nettement, à travers la paroi abdominale, son bord antérieur et sa face convexe sur une étendue de 13 centimètres et demi.

La température est 38°,8.

La quantité d'urine est de 600 grammes, celle-ci ne contient pas d'albumine.

Avec de tels symptômes : splénomégalie et adénopathies multiples, nous portons le diagnostic de lymphadénie, ce que confirme dans les jours qui suivent l'examen du sang.

Examen du sang :

    Nombre de globules rouges. . . .   1 252 400

    —   globules blancs. . . .   54 250

Répartition : 1 globule blanc pour 23 globules rouges, au lieu de 1 pour 300 qui est la proportion normale.

Traitement. — Injection sous-cutanée de 100 grammes de sérum artificiel.

Inhalations d'oxygène.

Piqûres d'éther et de caféine.

Potion avec 1 gramme d'acétate d'Az H^3.

25 janvier. — Température, 38°,6.

La nuit a été très agitée, l'enfant a eu du délire et la dyspnée est toujours aussi intense.

26 et 27 *janvier*. — La température oscille entre 38°,4 et 38°,6.

L'enfant est très abattue ; le pouls bat 140 fois par minute ; la bouffissure de la face s'est accrue d'une façon sensible, les membres inférieurs présentent de l'œdème.

Les signes pulmonaires sont les mêmes à l'auscultation et à la percussion.

28 *janvier*. — Température, 39°.

La dyspnée est extrême, les accès de toux et de suffocation sont fréquents et rapprochés, l'enfant présente du tirage abdominal et meurt dans la nuit du 28 au 29 janvier.

Autopsie. — A l'ouverture du thorax, on est frappé par l'existence d'une masse blanche, d'aspect nacré, de consistance dure, élastique, ayant la situation et la forme du thymus.

Tout autour de la partie supérieure de cette masse et principalement à droite, on trouve de nombreux ganglions ; en dehors, à droite et au-dessus de cette masse, existe un paquet ganglionnaire énorme.

En incisant ces masses ganglionnaires, on constate la présence de tractus hémorragiques très nets.

Nous enlevons le thymus et les paquets ganglionnaires qui lui sont adhérents.

Thymus. — Isolé, cet organe pèse 150 grammes, il a 8 centimètres de longueur sur 6 centimètres de largeur.

On constate l'existence de nombreuses ecchymoses sous-pleurales et sous-péricardiques.

Les *poumons* présentent des lésions asphyxiques ; à la coupe, on constate de l'emphysème au sommet du poumon gauche et de la congestion de la base. Il n'y a pas de pus dans les bronches.

A droite, on remarque des infarctus situés dans le lobe moyen ; infarctus de dates différentes, les uns blancs, indurés, les autres de couleur lie de vin ; certains ont une base périphérique, d'autres sont dans le parenchyme.

Autour des bronches, il y a des masses ganglionnaires qui les compriment elles et leurs ramifications ; dans ces masses, l'incision montre des tractus hémorragiques.

Le pneumogastrique est enclavé dans une gaine de périadénite.

Le *cœur* présente comme les poumons des ruptures vasculaires à sa surface, à la coupe il est normal.

L'*estomac* est très dilaté et recouvre la plus grande partie du paquet intestinal.

Le *foie* présente une vascularisation un peu anormale à la périphérie et une légère périhépatite.

Il pèse 810 grammes.

A la coupe, sur le lobe droit et par endroits, il a l'aspect du foie cardiaque.

La *rate* présente des ganglions autour du hile et de la périsplénite.

La consistance de la rate est à peu près normale. Elle mesure 16 centimètres de longueur et 9 centimètres de largeur, à l'endroit le plus large ; elle pèse 200 grammes.

Les *reins* sont gros et pâles. La capsule s'en détache facilement ; il y a quelques hémorragies capillaires à la périphérie.

La coupe du rein gauche montre des lésions dégénératives accentuées, tant dans la substance corticale que dans la substance médullaire.

Le rein droit, un peu plus petit, offre les mêmes lésions à la coupe.

Les *capsules surrénales* ne présentent rien d'anormal.

Sur le mésentère, on voit des ganglions très nombreux, pas très gros, isolés les uns des autres, et non agglomérés en masses comme ceux du thorax.

Histologie. — Examen macroscopique.

Les ganglions du médiastin et du mésentère, dont nous avons pratiqué les coupes, sont du volume d'un haricot et distincts les uns des autres.

Leur consistance est assez ferme et élastique, leur couleur est d'un blanc mat à la surface et à la coupe.

En aucun point on ne voit de foyers hémorragiques ou de points de ramollissement caséeux.

La *rate*, non déformée, est très volumineuse ; la capsule est épaissie ; elle est dure à la coupe et d'une couleur rouge noire.

Le *thymus*, énormément hypertrophié, descend au-devant du péricarde, sous la forme d'une lame épaisse de 6 à 18 millimètres et large de 3 à 4 travers de doigt ; cette masse présente un aspect uniforme blanc grisâtre analogue à celui des ganglions.

Examen histologique. — Les trois organes : ganglions, rate et thymus sont formés par le même tissu lymphoïde.

Un réticulum peu abondant, formé de fibrilles conjonctives, minces, emprisonne dans ses mailles étroites des lymphocytes tassés les uns contre les autres.

Ces lymphocytes sont en général de petits leucocytes, avec un seul gros noyau se colorant fortement par l'hématéine et avec un très petit protoplasma.

On voit peu de cellules polynucléaires et aucun infarctus blanc.

Dans les ganglions, on remarque, en outre, un changement de structure : les lymphocytes sont mêlés avec les cellules endothéliales ; à signaler quelques cellules à gros protoplasma avec un ou deux noyaux (cellules vacuolaires) et quelques rares éosinophiles.

Dans la rate, il n'y a presque pas de globules rouges ; les corpuscules de Malpighi sont volumineux.

Dans le thymus, les mêmes lymphocytes encombrent les mailles du tissu conjonctif ; les travées sont ici plus épaisses et plus régulièrement disposées ; on ne trouve nulle part, sur nos coupes, la structure du thymus normal.

Tissu osseux. La moelle est grise, les éléments graisseux sont rares et remplacés par du tissu embryonnaire.

Observation II

*Lymphadénie leucémique. — Persistance et hypertrophie
du thymus chez un sujet de 16 ans. — Mort.*

Le nommé Jules Thomelin, âgé de 16 ans, entre à la Charité, dans le service de M. Labadie-Lagrave, le 21 octobre 1899.

Antécédents héréditaires. — Père mort à 48 ans, diabétique. Mère bien portante.

Oncles et tantes maternels et paternels ayant une bonne santé.

Antécédents personnels. — A 2 mois, angine sans importance. A 3 ans, rougeole.

Depuis, il s'est toujours bien porté, ne ressentant aucune indisposition même légère, quoique d'un tempérament délicat.

Depuis l'âge de 14 ans, il travaille sans avoir ressenti aucune fatigue.

Dans les derniers jours du mois d'août 1899, sans causes occasionnelles apparentes, il est pris brusquement d'une diarrhée intense : six selles par jour, abondantes, liquides et lactescentes ; en même temps, le malade constate la présence de petites tumeurs dans les deux plis inguinaux, qu'il prend pour des pointes de hernies. Ces tumeurs grossissent rapidement.

Mois d'août. — Huit jours après le début de la diarrhée, le malade consulte un médecin qui lui conseille un séjour prolongé à la campagne et lui ordonne un traitement reconstituant. La diarrhée cesse.

Septembre. — Le 3 septembre, surlendemain de son arrivée à la campagne, il est repris de troubles digestifs dans la nuit : diarrhée et vomissements avec insomnie, fièvre et ballonnement du ventre ; ces malaises ne durent qu'un seul jour après lequel, pendant une période de six jours, le malade peut aller et venir sans souffrir.

8 septembre. — Il est pris de saignement de nez abondant ; le malade remarque que les ganglions inguinaux ne se sont pas modifiés et que d'autres glandes apparaissent dans la région axillaire.

Vers le 15 septembre, apparaissent des douleurs vagues dans les jointures, douleurs mobiles siégeant surtout dans les coudes et dans les genoux. C'est à ce moment, qu'en se palpant, le malade constate la présence d'adénopathie axillaire ; pas d'autres troubles fonctionnels, la durée des douleurs fut de 5 ou 6 jours.

22 septembre. — Nouvelle apparition de troubles digestifs ; perte d'appétit presque complète, ballonnement du ventre après le repas, pesanteur et douleurs dans l'hypocondre droit ; c'est alors que le malade commence à maigrir et à perdre ses forces,

Octobre. — Le 1ᵉʳ octobre, le malade rentre à Paris ; son ventre est gros et ballonné, la faiblesse toujours la même, il est obligé de garder le lit et souffre de douleurs articulaires localisées à l'extrémité des doigts et des orteils ; sa perte d'appétit fait place à une véritable boulimie, sans que ses digestions soient troublées. Soigné par un médecin qui diagnostique une « leucémie aiguë » et le soumet au traitement arsenical, il est envoyé sur ses conseils à l'hôpital de la Charité.

21 octobre. — Pendant les quinze jours qui ont précédé son entrée, du 6 au 21 octobre, le malade a présenté de la fièvre.

Examen du malade. — *21 octobre.* — Malade très amaigri. Température, 40°.

Teint pâle, pommettes rosées, surtout au moment de l'accès fébrile du soir ; l'intelligence est très lucide ; il explique très nettement tous les symptômes de sa maladie, répond aux questions ; la voix est nasonnée et amygdalienne.

Le ventre est gros, tendu, ballonné, sillonné de veines dilatées formant une véritable circulation collatérale à la palpation, il est uniformément tendu ; à la percussion, il donne un son hydroaérique ne permettant pas de croire à l'existence de liquide ; aux aines, dans les deux aisselles, dans les régions cervicale, sous-maxillaire, occipitale, on constate la présence de masses ganglionnaires, dures, mobiles, roulant sous le doigt, dont le volume varie d'une petite noisette à une noix.

Il n'y a pas de ganglions poplités ni épitrochléens.

La langue est normale.

La bouche est sèche ; les amygdales sont hypertrophiées, déformées, blanc rosé, avec un léger exsudat dans les cryptes.

Pas de vomissements, ni diarrhée. Le foie est énorme, abaissé, dépassant de cinq travers de doigt le rebord des fausses côtes droites, et envahissant toute la région épigastrique et une partie de l'hypocondre gauche ; les limites en sont facilement marquées par la palpation, la percussion et même l'inspection qui permet de voir cette région légèrement surélevée.

La rate fait au-dessous des fausses côtes gauches une saillie allongée de quatre travers de doigt ; on l'accroche à la palpation, et la percussion permet de voir qu'elle remonte au niveau du mamelon gauche ; elle n'est pas douloureuse.

Le malade ne tousse pas, ne présente rien d'anormal dans ses poumons, et rien de perceptible au niveau des ganglions trachéo-bronchiques.

Le cœur est normal, les battements rapides. Pouls à 120.

Tension artérielle élevée permettant de percevoir la récurrence radiale.

Les urines sont rares, riches en urates, ne renfermant pas d'albumine.

Nous ne constatons aucun œdème.

Système nerveux : il existe des troubles notables de la sensibilité, tout d'abord de l'hyperesthésie cutanée, le simple attouchement des téguments est douloureux, le grattage produit de l'érythème, même de l'urticaire.

Le nitrate d'argent avec lequel on avait limité le bord inférieur du foie a déterminé l'apparition de phlyctènes.

Sensibilité à la douleur très vive, sensibilité thermique un peu exagérée.

Intelligence parfaitement conservée.

Examen du sang : on remarque l'exagération des leucocytes :

Hématies.	3 162 000
Leucocytes.	124 000
Rapport. . , ...	1 h. pour 25 gl. rouges.
Hémoglobine.	5 pour 100 (Hénocque : 14 étant normal.)

26 *octobre*. — Le malade est toujours dans le même état que la veille, mais il est apparu dans la nuit de l'œdème du scrotum.

Le foie paraît légèrement abaissé au-dessous de la ligne qui le marquait lors de l'entrée à l'hôpital.

La rate est un peu diminuée.

Traitement :

1re piqûre de cacodylate de soude dans la région splénique.

27 *octobre.* — Le foie descend à deux travers de doigt au-dessous de la ligne primitivement marquée.

La rate diminue ou plutôt son bord inférieur descend moins bas.

Pas de ganglions trachéo-bronchiques.

Pas d'œdème des membres inférieurs.

28 *octobre.* — Chlorhydrate de quinine : $0^{gr},50$. — La fièvre vespérale n'est que de $38^o,5$.

Examen du sang :

Hématies.	3 038 000
Leucocytes.	99 200
R.	1 pour 30.

30 *octobre.* — Foie : ne dépasse plus la ligne au nitrate d'argent.

La rate est à 2 centimètres au-dessus de cette ligne.

L'œdème des bourses persiste.

Pas d'œdème des membres inférieurs.

Pas de ganglions trachéo-bronchiques.

L'hyperesthésie cutanée persiste.

Appareils des sens :

Auditif : depuis deux jours, le malade entend moins bien.

Il n'y a pas d'inégalité pupillaire. Le réflexe lumineux est bien conservé, de même l'accommodation.

Voix amygdalienne.

Température, $38^o,5$.

Traitement. — Chaque jour, on fait une piqûre de cacodylate de soude et le malade prend du chlorhydrate de quinine.

2 *novembre.* — L'état général du malade s'aggrave ; il s'affaiblit, se plaint de douleurs vagues, de gêne due à l'œdème des bourses ; la verge est également œdématiée.

Le visage prend le type adénoïde ; outre les ganglions sous-maxillaires, cervicaux, sous-occipitaux, il existe un engorgement manifeste du ganglion préauriculaire de la parotide.

On constate également la présence dans le derme de la joue gauche, au niveau du bord postérieur du masseter, d'un noyau de lymphadénome cutané.

L'ouïe s'affaiblit ; la voix est nasonnée.

Un peu de dyspnée.

Rien aux pupilles.

A l'auscultation, on entend dans la région interscapulaire, et surtout à droite, un souffle d'adénopathie trachéo-bronchique. — Température, 38°,4.

Escarre du sacrum à gauche.

Examen du sang. — 3 novembre.

Hématies. 2 976 000
Leucocytes. 115 000
Rapport. . . . . 1 h. pour 25 hématies.

6 *novembre*. — Depuis hier, on fait des piqûres de morphine au malade, afin de calmer des douleurs osseuses extrêmement vives qui lui donnent l'impression de fractures multiples. Il lui semble que tous ses os craquent et chaque mouvement lui arrache une plainte.

Rougeurs en certains points.

Sa surdité s'accentue.

Sa voix est de plus en plus nasonnée. Inégalité pupillaire, ré-trécissement de la pupille gauche.

Adénopathie trachéo-bronchique marquée surtout à droite ; à l'auscultation, on entend à droite, au niveau de la pointe de l'omoplate, un souffle tubaire ; il existe un foyer de broncho-pneumonie, ce qui explique la température élevée du malade : 39°.

Le pouls est rapide : 112.

La paupière gauche est œdématiée, presque fermée.

La compression des veines iliaques subsiste : l'œdème des membres inférieurs augmente.

A gauche, au niveau de la partie externe de la fesse, lymphangite ayant pour point de départ l'escarre sacrée.

7 *novembre*. — Mauvaise nuit ; douleurs intenses arrachant des plaintes au malade, le moindre mouvement provoque de terribles crises douloureuses.

A l'auscultation, on entend à droite, au niveau de la pointe de l'omoplate, outre le souffle, des râles sous-crépitants.

L'état général reste le même, il semble cependant que le malade devienne chaque jour plus faible.

Il meurt le 9 novembre 1899.

Autopsie. — A l'ouverture de la cavité abdominale, écoulement d'un liquide séreux.

Le foie et la rate sont découverts ; la couleur rouge du foie tranche sur le bleu de la rate.

A l'ouverture du thorax, on trouve 5oo grammes de liquide dans chaque plèvre.

On aperçoit le thymus, occupant la partie supérieure du thorax.

Énormes ganglions trachéo-bronchiques formant une masse grosse comme le poing.

Énormes ganglions au niveau du foie, et du hile splénique.

Chapelets de ganglions tout le long du bord adhérent de l'intestin, de la grosseur d'un gros pois. Masse ganglionnaire autour du pancréas.

Foie : a conservé ses encoches, bien qu'augmenté de volume, il a une consistance dure. — Pas de périhépatite.

Réseaux blancs entourant les veines sus-hépatiques.

On constate sur la face inférieure, au niveau du lobe de Spigel, un lobule hépatique supplémentaire.

Il pèse 4 kil. 6oo.

A la coupe, il est impossible de distinguer la lobulisation hépatique ; le tissu fibreux est uniformément blanchâtre ; les veines sus-hépatiques ne sont plus visibles.

La rate est dure, violacée, sa surface présente par endroits des taches blanches.

Elle pèse 1 kil. 35o.

A la coupe, on voit des infarctus blancs pénétrant jusqu'à 1 centimètre de profondeur dans le tissu splénique.

Intestin. — Près de la colonne vertébrale, près de l'insertion du mésentère, on constate des tumeurs volumineuses, dures, formées par l'agglomération de plusieurs ganglions, du volume d'une châtaigne, surtout abondants au niveau du mésocôlon iliaque.

Au niveau de l'abouchement du pancréas dans le duodénum,

existent deux ou trois énormes ganglions d'aspect lisse, blanchâtre.

Tous les ganglions prévertébraux sont pris.

A la coupe de l'intestin, on ne constate pas d'épaississement des parois.

Les plaques de Peyer sont nettement dessinées, granuleuses, surélevées par places ; on voit les follicules clos apparaître à la surface de l'intestin comme des granulations miliaires se détachant comme des points blancs sur le fond rouge congestionné de l'intestin. On les voit encore mieux par transparence ; au toucher, elles donnent la sensation de grains de mil.

Cet aspect se continue sur toute la longueur du gros intestin, sauf sur le côlon descendant.

Estomac. — Rien de spécial à noter.

Reins. — Pas de ganglions appréciables au niveau du hile énal.

Rein droit. Poids, 300 grammes.

Rein gauche. Poids, 325 grammes.

Le rein droit se décortique très facilement ; la capsule est inégalement épaissie.

A la coupe, on distingue par places les pyramides, quelques zones congestionnées, tout le reste est blanchâtre.

Le rein gauche est complètement blanc, d'aspect amyloïde, lardacé, il n'y a plus de distinction possible entre les deux substances.

Le corps thyroïde a son volume normal, il est entouré de ganglions.

Les poumons ont une consistance uniforme.

Au sommet du poumon gauche, on trouve des noyaux blancs qui donnent à la coupe absolument l'impression des nodules trouvés dans la rate, plus la cicatrice d'un tubercule.

Dans le poumon droit, on trouve de ces mêmes nodules blancs disséminés dans tous les lobes, et venant faire saillie à la surface.

Au sommet, on trouve un tubercule du volume d'un grain de millet, un autre crétacé avec une cicatrice fibreuse.

Légère pleurésie interlobaire.

La base du poumon gauche est plus dense, mais flotte.

Le poumon droit est très congestionné à la base qui est splénisée : la partie moyenne du poumon est séparée par une ligne très nette de cette base qui est d'un rouge foncé, presque noirâtre.

Le parenchyme de cette partie tombe au fond de l'eau, tand' que le reste flotte.

Le pancréas est entouré de ganglions énormes, il est épaiss et dur.

Le cœur est petit. Rien à l'aorte ni à la mitrale. Le cœur droit n'est pas dilaté et ne contient pas de caillots.

Le thymus, que nous avions signalé dès l'ouverture du thorax, forme une tumeur blanchâtre, occupant la partie supérieure du thorax, entouré de gros ganglions. Il a deux fois le volume du corps thyroïde et pèse 60 grammes. A la coupe, ses mailles sont écartées et entre les travées conjonctives, on constate la présence de lymphocytes.

CONCLUSIONS

1° La lymphadénie leucémique avec splénomégalie et hypertrophie des organes lymphoïdes, nous paraît être l'expression la plus complète d'un processus dont la nature intime nous échappe encore, mais qui semble avoir comme substratum anatomique l'existence d'une sorte de diathèse lymphatique qui présiderait à l'éclosion des accidents futurs lorsqu'intervient la cause effective quelle qu'elle soit.

2° Les différentes étapes de la diathèse lymphogène auraient pour point de départ une tendance à l'hyperplasie des éléments lymphoïdes, en dehors de toute autre altération morbide. Cette hyperplasie en se généralisant ou en atteignant certains organes, pourrait amener des troubles dans la santé générale qui constitueraient un premier degré de la maladie. C'est à cette phase que correspondrait l'adénie ou la splénomégalie aleucémique.

3° L'hypertrophie du thymus sans leucémie avec ou

sans généralisation aux autres organes lymphoïdes, nous paraît rentrer dans la même catégorie de faits.

4° L'hypertrophie du thymus simple signalée dans un certain nombre de cas où elle fut suivie de mort subite, nous paraît sous la dépendance de la diathèse lymphogène. La mort subite ne peut s'expliquer par le seul fait d'une compression mécanique. Très vraisemblablement il faut faire intervenir un facteur encore inconnu qui physiologiquement serait sous la dépendance de la glande thymique.

5° L'apparition de la leucocythémie constitue le dernier terme du processus morbide, bien que la mort puisse survenir avant l'apparition de la leucémie. Au cours de la leucocythémie les lésions du thymus sont plus fréquentes qu'on ne le dit en général. Nous avons pu réunir un certain nombre de cas, où cette lésion avait atteint un degré marqué.

6° Dans les cas que nous avons observés — hypertrophie thymique accompagnée de leucémie — l'hypertrophie des éléments normaux du thymus constituait toute la lésion thymique.

7° Actuellement, il n'est pas possible de décider si l'hypertrophie thymique aussi bien que la splénomégalie est cause ou effet, dans le développement de la leucocythémie. La nature intime de la diathèse lymphogène nous échappe. Il est probable, que le thymus, qui n'est sans doute qu'un gros ganglion, ne participe aux lésions du tissu adénoïde au même titre que la rate, les ganglions, les amygdales. Mais il est possible qu'il s'y surajoute une autre fonction, analogue à celle des glandes à sécrétion interne, dont la suppression pourrait peut-être jouer un rôle, tant dans l'apparition que dans l'expression clinique de la leucocythémie.

8° L'opothérapie thymique nous paraît justifiée au moins autant que l'opothérapie médullaire.

BIBLIOGRAPHIE

Anatomie humaine. Testut, 1894.

Anatomie humaine. Poirier, 1898.

Dictionnaire Dechambre (thymus).

Sur la suppléance supposée de la glande thyroïde par le thymus. Gley, 1894.

Hypertrophie de la glande thymus et sa valeur clinique chez les nouveau-nés et chez les enfants. Lebebinski, 1892.

La mort subite des nourrissons par hypertrophie du thymus. Piedecocq, 1894.

Sur un cas d'asphyxie suraiguë mortelle par hypertrophie du thymus chez une fillette de 2 ans et demi. Marfan.

Quelques remarques sur le rôle du thymus chez les sujets atteints d'une altération du corps thyroïde ou éthyroïdes. Cadéac et L. Guinard, 1894.

De la mort chez les enfants par hypertrophie du thymus. Mussy, 1893.

Étude sur le thymus. *Thèse de doctorat*, 1877. Dahms.

Thymus, 1883. Marchant (G.). *N. Dict. de méd. et chir. prat.*, 1883, XXXV, 530-550.

Virchow, 1845, n° 780.

Behier. — De la leucémie intestinale.

Blache, Isambert et Ch. Robin. — Observation de leucémie splénique à forme hémorragique. *Bull. Acad. méd.*, 25 janv. 1850.

Hayem. — Du sang, p. 854. Paris, 1889.

Leucocytes, Leucocythémie. *Dictionnaire Dechambre*, II, 2ᵉ série.

Jaccoud, Labadie-Lagrave. — Art. Leucocythémie, du *Dict. de méd. et de chir. prat.*, t. XX, p. 400, 1875.

Labadie-Lagrave. — Traité des maladies du sang. Art. Adénie, Leucocythémie.

Traité des maladies de l'enfance. Grancher et Marfan.

Traité de médecine. Brouardel et Gilbert, t. VI. Leucocytes et Leucocythémie.

Revue de Hayem.

Roux et Lannois. — Sur un cas d'adénie infectieuse causée par le staphyloco-pyo-aureus. *Lyon médical*, 1890.

Trousseau. — *Gazette des hôpitaux*, 1858 ; *Clinique Hôtel-Dieu*, 2ᵉ édition, 1865, t. III, p. 555.

Debove. — Notes sur la lymphadénie cutanée. *Société anatomique*, 1872.

Jung, 1899. — Contribution à l'étude de la leucémie aiguë chez les enfants.

Bonnel, 1895. — Contribution à l'étude de la leucocythémie chez l'enfant. *Thèse*, Paris, 1895.

Guinon et Jolly, 1899. — Un cas de leucémie aiguë. *Revue des mal. de l'enfance*. Paris, 1899, XVII, 262-269.

De l'érystrocytose dans ses rapports avec l'insuffisance hématopoiétique. Michel-Dansac. *Thèse*, 1879.

CHARTRES. — IMPRIMERIE DURAND, RUE FULBERT.

www.ingramcontent.com/pod-product-compliance
Ingram Content Group UK Ltd.
Pitfield, Milton Keynes, MK11 3LW, UK
UKHW022326070726
13614UKWH00002B/986